당신의 몸을 살리는

# 명상
# 요가
# 10분

# 당신의 몸을 살리는

# 명상
# 요가
# 10분

신승철 · 임태우 지음

UJ 중앙생활사

몸과 마음의 건강을 지켜주는 대안으로서 명상의 역할과 중요성은 전 세계적으로 널리 알려져 왔다. 이미 오래전부터 하버드대학 등에서 의학의 보완 장치로 명상을 활용해오고 있고, 국내외 기업, 군대, 학교, 교도소 등에서도 명상을 활용하고 있다.

불교의 마음수행을 토대로 서양의 정신치료와 뇌 과학이 만나서 탄생한 명상은 체계적인 정신과 뇌 훈련의 수단으로 점차 그 범위와 대상을 확대하고 있다. 그 결과 마음수행, 템플스테이, 상담과 치유 등의 전문 영역에서 뿐만이 아니라 명상동호회, 문화센터 강좌, 초·중·고교의 학습능력과 집중력 향상을 위한 명상 등 다양한 방식으로 실생활에서 적용되고 있다.

한편, 뇌 과학이나 정신치료와 관련된 수많은 연구들은 명상이 스트레스, 불안, 분노, 우울 등 각종 심리적 증상과 약물중독, 성인병 등을 치료하는 데 효과가 있다는 사실을 입증해왔다. 연구결과에 의하면 명상은 현대인들이 갈수록 치열해지는 생존경쟁과 내적갈등, 대인관계에서 오는 과도한 스트레스로 인해 상처를 주고받는 악순환으로부터 벗어날 수 있는 '가장 안전하고 확실한 출구'가 될 수 있음을 의미한다.

이 책에서 소개하는 다양한 명상은 복잡한 형식과 어려운 절차 없이 누구나 쉽게 배울 수 있다. 틈틈이 익혀둔다면, 일상에 지친 고단한 몸과 마음의 상처를 스스로 돌보고 치유하여 정신적인 휴식과 안정을 얻을 수 있을 것이다. 또한 이 책은 내면의 성장과 삶에 활력을 불어넣어주는 좋은 안내서가 될 것이다.

서광스님

(한국명상심리상담연구원 원장, 전 운문사 운문승가대학 교수,
소피아대학교 대학원 심리학 박사)

21세기에 들어와 하루가 다르게 발전된 과학기술은 인간에게 다양한 직업군 생성과 더불어 생활의 편리함을 가져다주었다. 그러나 컴퓨터와 인터넷 중심의 생활이 보편화되면서 인간은 스스로를 돌볼 기회를 잃어감과 동시에 새롭게 생겨난 직업병으로 몸살을 앓고 있다.

특히 한국사회는 치열한 경쟁 속에서 스트레스 지수는 점점 높아져 가고, 성인병 등 질병 역시 증가하고 있으며, 자살률 또한 OECD 국가 중 1위를 기록하고 있다.

이런 상황에서 더더욱 필요성이 높아지는 이 책은, 자신의 마음을 스스로 정리하고 조절하며, 치유할 수 있는 '셀프 마인드 치유(self mind therapy)'를 담고 있다. 이를 통해 몸과 마음의 건강을 지키고 스트레스를 완화하여 심신의 건강을 재충전할 수 있는 '몸과 마음의 건강지침서'라고 할 수 있다.

여기 소개된 내용은 시간이나 장소에 크게 구애받지 않기 때문에 누구나 쉽게 활용하여 스트레스를 해소하고 에너지를 재충전하여 몸과 마음의 건강을 향상시킬 수 있다. 즉 생활 속에서 쉽게 실행할 수 있는 방법들로 가득하다. 이를 꾸준히 해준다면 스트레스성 질환과 성인병, 특히 뇌혈관 질환의 예방과 치유에도 도움이 될 것이다. 또한 학습 효율을 높이고, 직장생활을 할 때도 능률이 오를 것이다.

요가, 명상, 약손요법으로 나눠진 방법들은 인체의 신진대사 활성화 및 혈액순환 개선, 뇌기능 건강에 효과가 있으리라 확신한다. 우리 몸의 신진대사와 혈액순환이 원활해지고 스트레스가 완화된다면, 몸과 마음의 노화 예방에도 도움이 되기 때문에 노화방지에서도 큰 역할이 기대된다.

**최성덕**

(대한주름성형항노화의학회 회장, 대한미용성형레이저의학회 창립회장,
대한만성피로학회 고문, 미국 노화방지 전문의)

# 마음치유, 스스로 할 수 있다!

현대인들은 과도한 스트레스를 받으며 살아가며, 이를 해소하기 위해 부단히 노력한다. 그럼에도 각종 스트레스로 인한 피로누적이 질환을 야기하거나 기존의 질환을 악화시키기도 한다.

그런데 심인성 질환(스트레스성 질환)을 앓고 있는 사람이 이를 치료하고 싶다고 굳게 마음을 먹어도 쉽게 치유할 수 없다. 그 원인이 매우 복잡하게 얽혀 있어 한두 가지 방법만으로는 완치할 수 없기 때문이다.

여기에서 소개하는 치유법들은 이런 현실을 극복하고, 스스로 노력하면 많은 효과를 얻을 수 있는 '셀프 치유법'이다. 이를테면 뇌 건강에 도움을 주고, 스트레스를 해소하는 법이나 자율신경기능을 향상하는 법, 웃음명상, 이완명상 등이 그것이다.

스트레스로 인한 질환은 불면증, 우울증, 불안증 등이 대표적이며, 이로 인해 심리적 고통을 겪고 있는 사람들이 적지 않다. 그러나 심리적 고통을 치유하기 위하여 병원이나 전문기관을 찾기보다 대부분 그냥 꾹 참으면서 버티는 것이 현실이다. 오히려 치유하지 않고 방치하다가 질환이 악화된 후에야 비로소 병원을 찾는 경우도 잇따라 발생하고 있다.

심리적인 고통을 받는 사람이 어렵게 병원을 찾는다 하더라도 약물치료에 대해 거부감을 가지거나 병원기록에 남는 것을 기피하는 경우, 병원이나 전문기관에서 6개월~1년 이상 치료를 받았지만 뚜렷한 효과가 없는 경우에는 치료를 포기하기도 한다.

우리 몸의 어느 한 부분에 통증이 나타나면 복합적인 원인이 결합되어 생기는 경우가 대부분이기에 보완적 치료가 필요하다. 마음의 상처를 치유하는 것도 어느 한 분야의 전문 치유법보다는 보완적 치유가 더해진 통합적 접근이 필요하고, 실제로 이를 활용할 때 훨씬 더 큰 효과를 얻을 수 있다. 스트레스성 질환이나 마음의 상처를 치유하기 위해 명상을 활용하여 치유할 부분이 있고, 웃음이나 기체조, 혹은 약손요법을 활용하여 치유할 부분도 있기 때문에 다양한 방법으로 접근해야만 하는 것이다.

심리적 고통은 뇌와 마음에 부정적인 영향을 끼치기 마련이며 나아가 몸 전체에 부정적인 영향을 미치므로 뇌, 마음, 몸을 함께 치유할 때 기대하는 효과를 얻을 수 있다. 실제로 스트레스성 질환을 호소하는 사람들을 치유한 경험에 의하면 명상, 기체조, 웃음치료, 약손요법을 함께 병행할 때 치유효과가 높았다. 그런데 보완요법은 개인적인 증상에 따라 처방이 달라질 수도 있다. 예를 들면 심한 강박증(손을 자주 씻는 행동에 집착하는 경우 등)이 있는 사람에게 정적인 명상요법만을 소개한다면, 그 사람은 치유법을 소화해내기 어려울 것이다. 그러니 각 개인의 증상에 맞춰 받아들일 만한 치유법을 적용해야 한다.

또한 개개인의 몸 상태나 정신적 건강 상태, 살아온 환경 등을 고려하여 치유법을 적용했을 때 더 좋은 효과를 나타냈다.

이 책에서는 스트레스 또는 심리적 갈등으로 야기되는 불면증, 우울증, 강박증, 불안장애 등에 대하여 현장에서 활용하고 효과를 얻었던 치유요가, 치유명상, 약손요법을 누구나 쉽게 따라할 수 있도록 소개했다.

치유법은 독자들의 활용 편의를 위하여 마음행복 요가(뇌 밸런스 체조요법, 뇌 체조, 자율신경 밸런스요법, 기혈순환 체조요법, 웃음요가의 통합적 의미)와 마음행복 명상(치유명상, 이완명상, 바라보기명상, 감정조절명상, 웃음명상의 통합적 의미)으로 구분하였다.

현대를 살아가는 사람들이 이 책을 읽고 틈나는 대로 실습하고 활용한다면, 본인은 물론이고 가족, 주변인들도 치유할 수 있으므로 생활에 큰 도움이 될 것이다. 또 치유법과 더불어 가족 간에 마음의 대화를 통해 교류할 수 있는 방안도 소개했으니, 따라하다 보면 가족의 행복과 부부의 사랑을 키우고 부모와 자녀 간에 정을 돈독히 하는 장이 마련될 것이다.

이 책은 정신과 전문의와 명상치유 전문가가 공동 저술한 국내 유일의 셀프 마음치유 실천서라고 할 수 있다. 그러나 전문적 이론을 다룬 것이 아니다. 이 시대를 살아가는 현대인들이 언제든 노출될 수 있는 스트레스성 질환의 기본적 원인을 이해하고 대처할 수 있도록 하여, 스스로 마음의 상처를 치유할 수 있도록 구성하였다.

스트레스성 질환으로 병원 등에서 치료를 받는 사람이 이 책에 나오는 치유법을 병행하면 더 좋은 효과를 보게 될 것이다. 심리상담사, 심리치유 전문가 등 전문가의 경우에는, 여기에 소개한 치유법을 마음의 상처로 인하여 힘들어하는 사람들에게 적용한다면 공감과 신뢰 형성에 도움이 되고, 치유에도 큰 진전을 얻을 수 있을 것이다.

\* 목차대로 차례차례 읽어 나간다면 가장 좋은 효과를 기대할 수 있으나, 부득이한 경우에는 4장 마음행복 요가·마음행복 명상·약손요법의 활용법을 먼저 보고 꾸준히 따라하면 된다. 개인차가 있어도 보통 2~3주 정도 후에는 몸과 마음의 변화와 긍정적인 효과를 체험할 수 있을 것이다.

신승철, 임태우

차 례

CHAPTER 1

## 마음행복 요가

CHAPTER 2

## 마음행복 명상

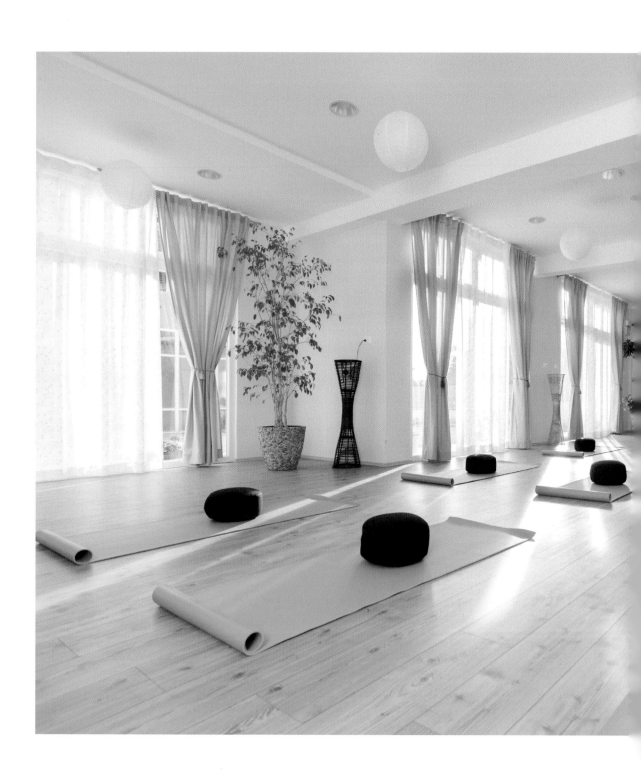

CHAPTER

1

# 마음행복 요가

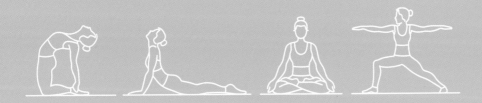

01

# 마음행복 요가의 의미

이미 잘 알려진 바와 같이 요가는 스트레칭 동작, 호흡, 명상법 등으로 구성된 인도의 전통 심신수련법으로 전 세계에서 각광받고 있다. 오늘날에는 심신수련법 또는 몸과 마음을 건강하게 하는 행위, 동작요법, 호흡, 명상 등 다양한 의미로 불리는 것이 보편화됐다.

요가의 궁극적 목적은 인간의 본래 순수성 회복과 깨달음을 이루는 것이라 할 수 있는데, 현대에 와서 방법 역시 매우 다양하게 발전하였다. 지혜와 자연의 이치를 깨우치는 방법, 동작 호흡법 및 동적인 명상법 등을 활용하여 몸과 마음을 다스리는 방법, 사람의 음성을 통한 몸과 마음을 수행하는 방법이 있다. 또 기혈순환을 통해 몸과 마음을 치유하는 방법, 몸의 균형과 대칭을 이루어 신체 교정과 파워를 강화하는 방법, 도구를 활용하여 신체의 밸런스를 맞추어 심신을 강화하는 방법 등 매우 다양하다. 현대요가 역시 핫요가, 파워요가, 필라테스요가, 하타요가, 만트라요가 등 그 종류와 명칭이 다양해졌으며, 현대인들의 심신수련법으로 실생활에서 활용되고 있다.

우리나라도 수천 년 전부터 뇌 건강, 마음 건강, 몸 건강을 위한 수련법이 전해 내려왔는데, 심신수련법, 신선도, 풍류도 등 다양한 명칭으로 전해졌다. 우리의 전통 심신수련법은 고구려의 조의선인 단체, 신라의 화랑도, 백제의 문무도 단체에서 심신수련과 호연지기를 키우기 위한 수련 및 국가의 훌륭한 인재양성 목적으로 활용됐다. 고구려의 연개소문, 조선시대의 퇴계 이황, 다산 정약용 등이 심신수련법을 수련하였다는 것 역시 잘 알려진 사실이다. 특히 퇴계의 전통 심신체조를 포함한 《활인심방》은 심신수양을 위한 최고의 교과서라고 할 수 있다.

우리나라 심신수련법의 특징은 뇌, 마음, 몸을 건강하게 하고 순수성 회복과 완성을 목적으로 한다는 데 있다. 현대의학의 관점에서도 뇌, 마음, 몸은 구분되는 것이 아니라 유기적 관계로 긴밀한 관계가 형성된다고 본다. 이렇게 본다면 한국 고유의 심신수련법은 세계적인 힐링요가, 행복요가라고 말할 수 있다.

빠르게 변화되는 현대사회에서 스트레스와 심리적 부담, 정신적 고통을 호소하는 사람들이 늘어나고 있다. 우리나라의 행복지수는 OECD 국가 중에서 최하위권이고 자살률 또한 매우 높으며, 초등학교 학생들의 행복지수도 최하위 수준이라는 것은 익히 알려진 사실이다. 이런 암담한 현실 속에서 점점 더 많은 사람들이 심리적 고통에서 벗어나고자 전문의, 전문 치유기관, 상담센터를 방문하여 치유와 상담을 받는 경향 역시 늘어나고 있다.

심리치유를 위한 심리치유법 또한 매우 다양하게 발전했다. 그중에서도 현대인들이 쉽게 따라할 수 있고, 빠르게 심신피로를 회복할 수 있는 체조 및 요가 동작을 선별하여 1장에서 소개한다. 그리고 이 동작들은 마음행복 요가(치유요가)라 정의한다.

이를 좀 더 세분화하여 나누면 불면증, 우울증, 불안장애, 강박증, 분노조절 등 심리치유에 효과적인 요가, 기공 동작과 심신수련법 중 인체의 에너지순환, 혈액순환을 돕는 치유법, 그리고 스트레스를 완화하고 뇌기능 회복과 건강을 이룰 수 있는 뇌 밸런스 체조요법, 교감·부교감신경계 밸런스를 유지하는 자율신경 밸런스요법 등으로 구성했다.

## 마음행복 요가의 효과

마음행복 요가의 효과는 다음과 같다.

❶ 학습과 기억에 관여하는 주요 두뇌 영역인 전두엽이나 해마 부위의 기능을 활성화하여 창의력, 학습능력, 집중력, 잠재력을 높인다.

❷ 뇌혈관에 산소공급, 혈액순환을 원활히 하여 뇌에 전반적으로 자극을 주고, 뇌를 건강하게 만들어 두뇌의 피로 해소 및 뇌혈관 질환을 완화·예방한다. 이는 심인성 질환인 불면증, 우울증 등을 예방·완화·치유·관리하는 데 효과를 나타낸다.

❸ 인체 에너지순환, 몸과 마음의 밸런스를 맞추는 효과, 육체의 질병 예방 능력이 향상되고 자연치유력이 극대화된다. 인체 에너지순환 능력의 증가로 면역력

18

도 항진된다.

❹ 스트레스 해소, 만성피로 해소, 소화기능 활성화, 고혈압이나 고지혈증, 당뇨 등 성인병의 예방·치유뿐만 아니라 노인성 질환을 예방·치유할 때도 효과를 나타 낸다.

## ❗ 불면증 사례

50대 후반의 남성 C교수는 50년이 넘게 건강한 생활을 해왔다. 그런데 어느 날부터 아들이 지속적인 사업자금 지원을 요청해서 몇 번이고 거절하다가 결국 집과 퇴직금을 담보로 거액을 대출해 주었다고 한다. 그런데 이미 아는 사람은 아는 것처럼 사업자금을 부모에게 빌려서 하는 사람들은 사업 성공률이 낮기 마련이며, C교수의 아들 역시 마찬가지로 실패했다. 결국엔 사업자금마저 모두 날려버렸을 뿐만 아니라 집은 경매로 넘어가고 퇴직금도 상당 부분 손실되었다고 한다. 몇 년 후면 퇴직을 해야 하는 C교수는 이 일이 있고 나서부터 살길이 막막하고, 너무 속상해서 잠을 못 이루었다고 한다. 그러다 보니 소화도 안 되고 기력도 쇠약해져 가는데, 불면증까지 겹쳐서 제대로 잠을 자본 지 1년이 넘었다고도 말했다. 그러면서 이제는 돈도 필요 없고, 이러다가 자신이 곧 죽을 수도 있겠다는 두려움이 생겨 살기 위해서 센터에 왔다고 했다.

치유를 위해 센터에 찾아온 C교수에게 우선 일주일에 1회 불면증 치유법을 1시간 10분씩 실시하였다. 그러면서 집에서 혼자 있을 때 할 수 있는 불면증 치유법과 웃음요가, 웃음요법을 알려주었고, 경추회전요법도 추천하였다.

약 20일 정도 지나 C교수가 다시 센터에 방문했을 때는 소화도 잘되고 두통이 사라졌으며, 불면증이 상당히 완화되었다고 말했다. 그는 바빠서 센터에는 자주 못 왔지만, 퇴근 후에 꾸준히 불면증 치유법과 웃음요가를 실시하였나고 했다. C교수의 말에 따르면, 매일 정성들여 사무실과 욕실 등에서 경추회전요법과 웃음요법을 실시했고 특히 경추회전요법은 점심시간을 이용해서 10분 정도 실시했다고 한다. 또 집에서 샤워를 하면서도 작게 소리 내어 웃고, 샤워가 끝나고 볼일이 끝날 때까지 웃고 또 웃었다고 한다. 억지로 웃으면서 '돈이야 있다가도 없는 것이고 자식들 건강하면 됐지, 이제 와서 어찌 하겠나. 건강하면 최고'라고 생각했다고 말했다. 또 '이보다 어려운 일들이 얼마나 많았는가? 그래도 잘 헤쳐왔지 않는가?' 하며 웃고 또 웃었다고 한다. 그렇게 2주 정도를 했더니 소화불량과 가슴 답답함이 사라지고 숙면을 취할 수 있게 되었다고 한다.

C교수의 경우에는 비록 센터에 자주 나오진 못했더라도 근면한 성격을 바탕으로 불면증 치유법을 꾸준히 실시하였기에 좋은 효과를 볼 수 있었다. 특히 경추회전요법은 경동맥을 자극하여 머리로 혈액을 공급하고 머리 기혈순환을 원활하게 하며 경추, 흉추, 요추를 함께 풀어주기에 상체 기혈순환과 두뇌 기혈순환에 효과를 보았던 것이다.

C교수에게 적용한 치유법 중 웃음요법은 불면증을 직접적으로 치유하는 방법이라고 보기에는 다소 거리감이 있다. 그러나 소화불량, 신경성 위염, 머리

가 깨질 듯한 두통이 극심한 근심·걱정에서 오는 스트레스가 원인이었기에 경추회전요법과 웃음요법을 함께 적용한 것이 큰 효과를 볼 수 있었다. 웃음으로 얻는 혈액순환과 심신 이완을 통한 스트레스 해소가 필요했기 때문이다. 웃음이 자존감 향상, 불안, 긴장, 우울, 스트레스 감소와 면역계, 통증, 순환기계, 호흡기계, 혈당 수치 등에 관해 유익하다는 내용은 이미 언론을 통해서도 보도된 바 있다.(《경향신문》 웃음이 보약… 자존감 높이는 웃음요법. 한번 참여로도 효과)

저자는 웃음요법과 불면증 치유법을 C교수에게 적용하면서도 앞으로 받을 퇴직금 등 재산의 상당 부분을 잃게 되었는데 과연 극복이 가능할지 내심 고민했던 것도 사실이다. 그러나 C교수는 인생의 경륜과 지혜를 통해 자신을 다스리고 심리적 어려움을 극복하는 데 성공했다. 불면증 치유법도 물론 도움이 되었지만, 스스로 긍정적으로 삶을 살고자 하는 간절함이 절실하였기에 좋은 효과를 얻을 수 있었던 것이다.

동시동탁(同時同琢)이라는 말이 있다. 병아리가 알에서 깨어 나오고자 알속에서 부리로 열심히 껍질을 두드리고, 어미 닭은 밖에서 부리로 껍질을 쪼아 깨트려서 병아리를 돕는다는 말이다. 이처럼 모든 치유법은 개인의 의지와 노력이 반드시 함께 병행되어야 좋은 결과를 얻을 수 있다.

이 책을 읽는 독자 중에서도 혹시 불면증으로 고생하는 사람이 있다면, 앞으로 나올 경추회전요법, 웃음요가 또는 웃음요법만이라도 꼭 해보기 바란다. 특히 C교수처럼 긍정적인 생각과 마음을 가지고 웃음요법을 시도해보길 권한다. 경추회전요법은 강박증 치유에 많이 활용되는 요법이지만, 극심한 스트레스로 인한 불면증을 치유할 때도 종종 효과를 얻을 수 있다.

웃음요법이란 동작, 형식, 시간 등에 구애받지 않고 자신의 몸과 마음을 내려놓고 크고 호탕하게 웃는 방법을 말한다. 여기에 요가, 기공, 체조 등을 병행하면 웃음요가가 되는 것이다. 만약 크게 웃을 여건이 안 된다면 상황에 맞게 그저 웃고 또 웃으면 된다. 물론 크게 웃으면 좋겠지만 그렇지 못할 때는 입은 다물고 마음속으로라도 호탕하고 크게 웃으면 된다. 지난 날 웃음을 자아내게 했던 일을 연상하며 크게 웃어보는 것도 한 방편이다. 웃음요법을 지속적으로 활용하다 보면 불면증 완화, 두통·소화불량·불안감 감소와 더불어 자신감과 행복감이 향상되는 것을 체험하게 될 것이다.

## * 웃음요가

인체의 혈액순환을 돕는 힐링요가 동작에 웃음을 결합하여 함께해주면, 짧은 시간에 스트레스와 답답함을 한꺼번에 해소할 수 있어 심인성 질환을 예방·치유하는 결과를 얻을 수 있다. 즉 요가와 체조를 하면서 웃음을 병행한다면 스트레스 해소와 마음의 건강을 얻을 수 있는 최고의 조합이라고 볼 수 있다. 이를 일상 속에서 꾸준히 행한다면 마음의 건강을 찾는 데 으뜸이 될 것이다.

03

# 스트레스 해소·심인성 질환 예방
# 생활요가

여기서 소개하는 생활요가는 자신의 건강을 챙길 시간도 없이 바쁜 삶을 살아가는 사람들이 하루에 10~15분이라는 짧은 시간을 내서 틈틈이 실천할 수 있는 동작들이다. 짧은 시간을 활용하여 피로회복, 스트레스 해소 및 심인성 질환을 예방하고 성인병 역시 예방할 수 있다.

심인성 질환치유에 효과적인 행복요가(치유요가)는 4장에서 더욱 상세히 설명하였으니 활용하여 좋은 효과를 얻기를 기대한다.

## [ 1 ] 양손 깍지 끼고 위로 밀어올리기

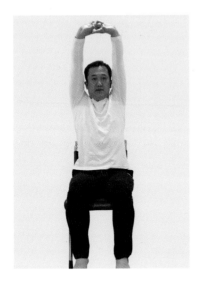

① 양손을 깍지 껴서 숨을 들이마시면서 천천히 위로 밀어올린다.
② 3~10초 동안 호흡을 멈추고 최대한 위로 밀어올렸다가 숨을 내쉬면서 천천히 양손을 내려준다.
③ 2~3회 반복해준다.

| 효과 |

• 상체의 기혈순환과 더불어 척추를 곧게 펴준다.
• 폐경막을 자극하여 폐, 호흡기계통을 튼튼하게 하는 데 효과적이다.

## [ 2 ] 양손 정면 뻗어 좌우로 돌리기

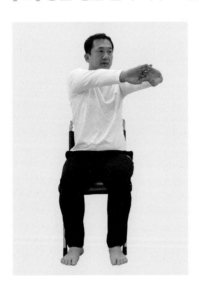

① 양손을 깍지 끼고 천천히 숨을 들이마시면서 가슴높이까지 들어 올린다.
② 양손을 정면으로 뻗고 숨을 잠시 멈춘 다음 왼쪽으로 돌려주고, 호흡을 내쉬면서 천천히 원상태로 돌아온다. 오른쪽도 반복해서 실시한다.
③ 4회 반복해준다.

| 효과 |

• 상체의 좌우 균형을 이루고, 척추를 강화하고 교정하는 데 효과적이다.

## [ 3 ] 발목 돌리기·발바닥 두드리기

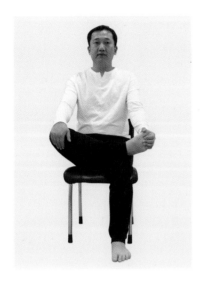

① 편하게 자리에 앉아서 한 손으로 발을 잡고 오른쪽으로 10~20회 돌려준다. 왼쪽으로도 돌린다.
② 발을 바꾸어 오른쪽으로 돌리고, 반대로도 돌려준다.
③ 주먹을 쥐고 발바닥 중심부터 전체를 주먹으로 두드려준다. 반대쪽 발도 두드려준다.

| 효과 |

• 발목의 피로를 풀어주고 발에 있는 말초신경을 자극하여 몸에 에너지를 활성화한다.
• 발바닥 두드리기는 피로회복과 더불어 활력을 증진시킨다.
• 혈압이 안정된다.

## [ 4 ] 손바닥 아랫부분 부딪치기

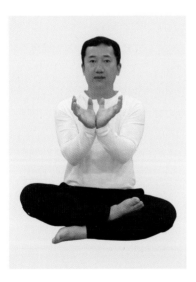

① 손바닥 아랫부분을 박수치듯 가볍게 두드려준다.
② 매일 5~10분 정도 한다.

| 효과 |

• 손은 뇌와 깊은 연관성이 있기 때문에 손을 자극하는 것은 뇌를 자극하는 것과 동시에 마사지하는 결과를 낳아, 스트레스를 해소하고 뇌 건강을 유지하게 돕는다.
• 손바닥 아랫부분은 생식기계통과 관련 있는 부위로, 가벼운 자극을 통해 남성에게는 활력 향상에 도움을 주고, 여성에게는 관련 질환을 치유하는 데 효과적이다.

## [ 5 ] 손등 두드리기

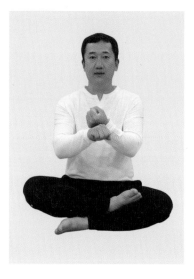

① 주먹을 쥐고 손등을 가볍게 부딪쳐준다.
② 매일 5~10분 정도 한다.

| 효과 |

• 머리가 시원해지며 뇌 건강에 도움을 주고, 손등을 자극하여 신장의 기능을 강화하고 요통을 완화한다.

\* 처음 며칠은 손등이 많이 아프고 멍이 들 수 있다.


## [ 6 ] 양손 위로 밀어올려 좌우로 틀어주기

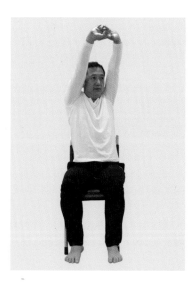

① 숨을 들이마시면서 양손을 깍지 끼고 천천히 최대한 위로 밀어올린 후 숨을 잠시 멈추고 몸을 왼쪽으로 틀어준다(꽈배기 모양).
② 숨을 내쉬면서 원상태로 돌아온다.
③ 왼쪽, 오른쪽 교대로 4회 실시한다.

| 효과 |

• 상체의 기혈순환, 담경락 자극, 신진대사 활성화에 도움을 준다.
• 척추를 교정해준다.

## [ 7 ] 혀 운동과 치아 부딪치기

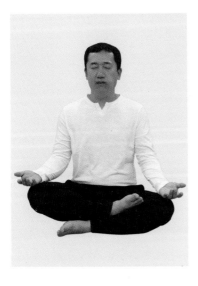

① 혀로 위아래 잇몸을 둥글게 골고루 마사지해준다. 왼쪽, 오른쪽 각각 100회씩 실시한다.
② 이때 고인 침은 삼켜준다. 삼킨 침은 몸의 병균을 없애주고 면역력을 향상시킨다.
③ 혀 운동을 좌우 100회씩 한 후, 치아 전체를 딱딱 소리가 나게 가볍게 부딪친다.
④ 50~100회 반복한다.

| 효과 |

• 혀 운동은 뇌를 자극하여 뇌기능 향상과 뇌 건강에 도움을 주고, 스트레스를 해소한다.
• 치아 부딪치기는 치아와 잇몸을 튼튼하게 해주고, 뇌 건강 향상에 도움을 준다.

## [ 8 ] 눈 운동과 웃음 운동

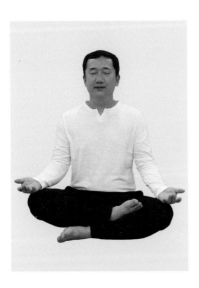

① 편안하게 의자에 앉거나 정좌 자세를 한다.
② 눈은 지그시 감고 긍정적인 상상을 하면서 미소를 짓는다. 동시에 눈동자를 좌우 교대로 돌리면서 눈 운동을 해준다.
③ 3~5분 동안 반복한다.

| 효과 |

• 눈의 피로를 풀어주고 눈을 건강하게 만든다.
• 긍정적인 상상과 미소와 함께하는 눈 운동은 초조함, 불안감, 긴장감, 스트레스를 해소하고 엔도르핀 분비를 촉진하므로 뇌와 마음 건강에 큰 도움을 준다.
* 눈 운동은 심리학에서 '안구운동 민감소실 및 재처리 요법(EMDR)'으로 활용하고 있다. 안구운동 민감소실 및 재처리 요법이란 눈 운동을 통해서 고통스럽고 안 좋은 생각, 감정, 기억 등을 긍정적인 사고로 전환하는 치료법이다.

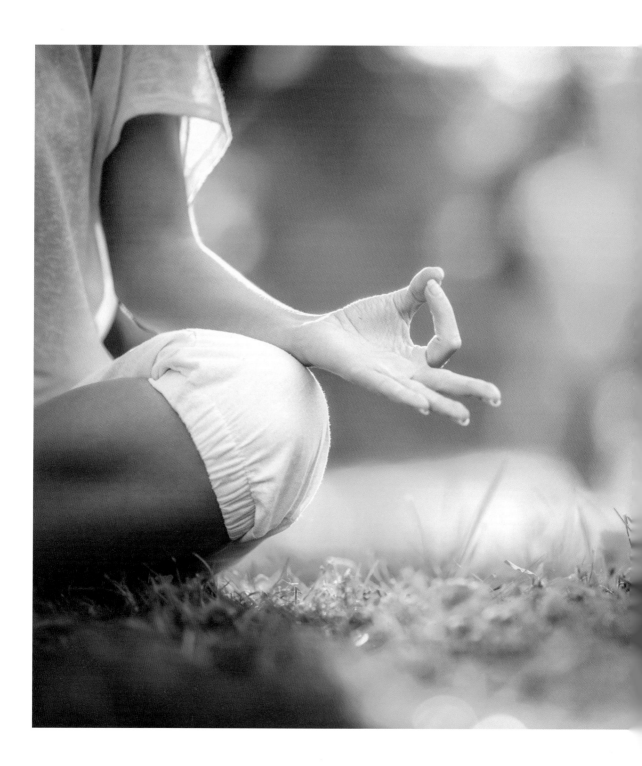

CHAPTER

2

# 마음행복 명상

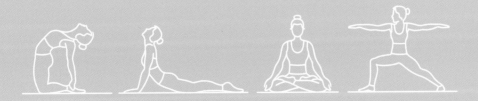

# 01
# 마음행복 명상의 의미

명상이란 몸과 마음을 편안하게 하여 자신의 내면에 몰입함으로써 내부의식에 자리 잡고 있는 참자아(眞我)를 만나고 자연의 이치를 깨달아 인간완성에 이르는 동양의 전통 수련법이라 할 수 있다. 참자아와의 만남이란 몸으로서만 존재하는 '나'는 진정한 '나'가 아니며, '순수 정신이나 의식'이 삶의 기층에서 보이지 않게 활동한다는 것을 체득함을 말한다. 기독 신앙의 입장이라면 참자아의 발견으로 영적인 삶을 누릴 수 있고, 불교적 입장이라면 참자아는 공(空) 체험으로 드러나게 된다. 여기서는 특정 종교와 관계없이 보편적 의미의 '참자아'를 말한다.

보통 자연의 이치와 순리에 따라 삶을 살아가는것 자체가 건강하고 행복한 삶을 살아가는 것이라 알려져 있다. 하지만 우리는 세속적인 성공을 위하여 고민하며 걱정하고, 슬퍼하면서 이 시대를 살아가고 있다. 우리에게 주어진 현실이 그러하다. 한편 우리는 이러한 삶 속에서 조금이라도 삶의 지혜를 깨우쳐 건강하고 행복한 삶을 살아가고자 신앙에 의지하거나 명상을 통해서 나름의 극복 내지 깨달음을 얻기 위해 상당한 시간과 비용을 투자하고 있기도 하다.

　명상의 종류는 종교에서 수행하는 종교명상, 자연의 이치를 깨우치기 위한 자연명상, 들이쉬고 내쉬는 호흡명상 외에 집중명상, 치유명상, 마음챙김명상 등이 있다. 명상의 방법 또한 그 종류만큼 무수히 많다. 비교적 가부좌 자세에 익숙한 동양인들은 정적인 명상을 선호할 수 있지만, 가부좌 자세에 익숙하지 않은 젊은 세대와 서양인들에게는 정적인 명상보다는 동적인 명상법이 적합할 수 있다.

　지역적으로 살펴보면 특히 인도나 중국에서 수천 년 전부터 명상법이 전해 내려오고 있다. 그중 인도의 명상법과 중국의 기공명상이 가장 널리 알려져 있다. 우리나라 역시 수천 년 전부터 명상법이 전해 내려오고 있는데, 옛 경전인 《삼일신고》에는 인간의 순수성 회복과 깨달음을 얻기 위한 지감(止感), 조식(調息), 금촉(禁觸)에 대한 수행법이 나온다. 이 수행법은 풍류도와 선도의 수행법 중 핵심 수행법으로도 활용되어 왔으며, 우리의 선조들이 몸과 마음을 수행하기 위하여 연마한 수행법이라 말할 수 있다.

　지감수행은 자신의 감정과 느낌을 그치기 위한 수행법이고, 조식수행은 호흡을 고르게 하는 수행법으로 호흡명상에 해당하며, 호흡을 고르게 하여 몸과 마음을 완성에 이르게 하는 명상법이라 할 수 있다. 금촉수행은 청각, 후각, 미각, 촉각 등의 감각을 절제하고 금하는 것으로 불교의 수행법과 유사하다. 신라 최치원 선생의 《난랑비서문》에는 "나라에는 현묘한 도가 있고 이를 풍류라 한다(國有 玄妙之道 曰風流)"는 내용이 나온다. 여기서 풍류도는 우리나라 고유의 전통수련법으로 볼 수 있다.

시대가 변천하면서 명상의 목적 역시 변화하고 있다. 현대인들에게 명상이란 신비와 깨달음을 추구하기 위하여 배우기보다는 내면의 힘을 키우는 마음 운동으로 자리 잡았다. 자신의 마인드를 향상시켜 개인의 발전과 사회에 기여함은 물론이고, 스트레스로 지쳐 있는 뇌와 마음, 몸을 향상시키려는 의도가 다분하다. 이렇게 현대사회에 들어와서 밝고 행복한 삶을 도모하기 위해 명상이 필요하다는 생각들이 점증하고 있다. 이런 흐름과 발맞춰 국내외 대학기관, 연구기관에서도 심신의 건강과 치유를 위하여 명상을 도입하고, 연구하는 기관들이 늘어나고 있다.

이 책에서 말하는 명상은 스트레스와 마음의 상처, 고통으로 발생되는 불면증을 비롯한 불안장애, 강박증, 우울증, 분노조절장애 등의 심인성 질환에 치유효과가 있는 명상요법 중에서 선별한 것이다. 이를 치유명상, 이완명상, 바라보기명상, 감정조절명상, 웃음명상, 자연명상으로 구성했다. 그리고 구성한 명상요법을 통틀어 마음행복 명상(마음치유 명상)이라 부르고자 한다.

# 02

# 마음행복 명상의 효과

**❶ 스트레스를 해소하고 암 발생을 억제하며 면역력을 높인다**

 예전 〈KBS 스페셜〉 방송에 나온 위스콘신대학교의 리처드 데이비슨 교수는 "명상이 뇌의 면역체계 증가와 스트레스 저항력을 키운다"는 인터뷰를 한 적이 있다(KBS 1TV 〈KBS 스페셜〉 마음 제5편 편안한 마음이 좋습니다).

 이외에도 명상이 스트레스 해소에 도움을 주고, 면역체계를 향상시킨다는 임상실험 결과는 서울대학교를 비롯한 많은 대학에서 발표하였고, 일본에서도 명상요법이 면역력 증진에 도움이 된다는 사실이 언론 등에 자주 공개되어 널리 알려진 바 있다. 요가와 명상이 치매 예방 효과, 인지능력 향상, 우울증세 완화와 스트레스 해소에 도움이 된다는 내용 역시 보도되었다(〈LA 중앙일보〉 요가, 명상 치매 예방 효과). 특히 면역력 향상과 관련하여 명상수련자가 일반인보다 평균적으로 면역력이 높다는 사실이 국내외 연구기관의 임상실험을 통해 밝혀지고 있는데, 대학병원 암병동 센터에서 명상을 암

치료의 보조요법으로 활용하기도 하면서 그 신뢰도가 더욱 높아졌다.

## ❷ 집중력, 학습능력, 자기 통제력을 향상시킨다

앞서 언급한 〈KBS 스페셜〉 방송에서는 미국 마하리쉬고등학교 학생을 대상으로 실험한 내용 역시 등장한다. 명상이 집중력, 학습능력, 자기 통제력을 향상시킨다는 내용이 보도되었다. 명상이 집중력과 학습능력 향상에 도움이 된다는 사실은 뒷장에 나오는 서울대학교의 명상실험 등을 통해서도 입증되었고, 고등학생의 스트레스를 줄이고 학업성적을 높인다는 연구결과는 국내외 연구기관에서도 자주 발표되고 있다.

또 명상이 집중력 강화, 통찰력, 인성교육 등에 효과가 있다는 내용이 보도되기도 했다.(〈불교신문〉 청소년 집중력 향상 위한 명상)

그런데 음식도 골고루 섭취해야 우리 몸속 영양분의 균형이 잡히고 뇌 건강에도 좋은 것처럼 명상요법만 하거나 요가만 단독으로 하는 것보다는 요가와 명상요법을 함께할 때 몸과 마음의 건강은 물론, 뇌기능을 활성화하는 데도 효과가 좋다. 학생의 경우에는 두뇌 건강요가와 명상요법을 병행하여 실시하면 학습효과가 상승하는 결과를 얻을 수 있을 것이다. 뇌기능향상요가와 명상요법을 각 10분 정도 매일 꾸준히 실시하면 된다.

## ❸ 행복감, 긍정적 정서, 자신감을 향상시킨다

가천의과대학교 뇌 과학연구소에서는 자기공명영상(FMRI, 뇌 영상 촬영기기)을 통하여 명상 전후를 비교하여 실험했다. 그 결과 명상을 하면 좌측 뇌가 활성화된다는 사실을 보여줬다. 하버드대학교 연구팀 역시 '명상이 우리 뇌를 어떻게 변화시키는가'에 대한 연구를 통하여 명상을 하면 전전두엽피질 왼쪽이 활성화되는 것을 밝혀냈다. 전전두엽피질 왼쪽이 활성화되면 만족감과 긍정적인 사고가 증가되고, 긍정적 상태를 유도하는 베타 엔도르핀과 행복한 감정을 전달하는 세로토닌이 분비된다는 사실 또한 알 수 있었다(KBS 1TV 〈생로병사의 비밀〉 346회 내 몸의 고요한 혁명 명상). 또한 명상이 스트레스를 견디는 능력, 고통, 불쾌감을 줄여준다는 연구결과와 불안한 마음을 진정시키고 긍정적 마음을 갖게 하는 데 도움이 된다는 사례 등과 함께 보도되었다(《서울신문》 암환자 통증 줄여주는 명상 모르핀보다 효과 더 뛰어나).

오늘날 직장인을 비롯한 많은 사람들이 스트레스 해소를 위하여 명상센터를 찾고 있는데, 명상을 하면 심신의 안정을 찾을 수 있다는 사실이 뇌 과학 임상실험으로 밝혀진 것이다. 이것은 삶에 대해 부정적이고 희망이 없다고 여기던 사람도 매일 틈틈이 명상을 하면 엔도르핀과 세로토닌의 활발한 분비를 통하여 뇌 건강을 되찾는 이유를 증명한다. 또한 그들이 창의력, 창조력, 자신감 등이 향상되고, 적극적이고 능동적인 삶을 살아갈 수 있도록 변화하는 이유를 과학적으로도 보여준다. 만약 직장인이 명상을 생활화한다면 정신 건강을 되찾을 뿐만 아니라 업무할 때 집중력이나 생산성이 향상되는 효과를 경험하게 될 것이다. 또한 대인관계의 문제점을 호소하는 사람들도 명상을 하면 긍정적인 사고와 행복감, 포용적 생각과 행동으로 생활패턴이 변화하기에 자연스럽게 대인관계가 개선되는 효과도 얻을 수 있다.

### ❹ 심신안정과 마음의 휴식을 제공한다

서울대학교 의과대학 신경정신과의 실험 역시 방송을 통해 방영된 적이 있다(KBS 1TV

〈KBS 스페셜〉마음 제5편 편안한 마음이 좋습니다). 피실험자 5명이 참가해서 명상 전후의 알파파를 비교하는 실험이었다. 이 연구진은 명상을 하면 알파파가 증가한다는 사실을 밝혀냈는데, 명상이 뇌파를 안정시켜 알파파를 유지한다는 결과는 서울대학교를 비롯한 국내외 대학과 연구기관에서도 꾸준히 발표되었다.

우리의 뇌파는 크게 베타파, 알파파, 세타파, 델타파로 구분된다. 보통 사람이 평상시에 행동하고 일상적인 업무를 행할 때 나타나는 것은 베타파이다. 알파파는 그보다 몸과 마음이 편안하고 이완된 상태일 때 나타난다. 중국을 여행하다 보면 공원에서 태극권을 하는 사람들을 종종 볼 수 있다. 태극권 같은 기공을 하게 되면 자연스럽게 뇌파가 알파파로 변화되어 몸과 마음이 건강해지고, 엔도르핀 같은 뇌 호르몬이 분비되어 안정을 찾을 수 있다.

한편 세타파는 깊은 명상에서 나오는 뇌파라고 볼 수 있다. 이 상태일 때 창의력, 창조력, 깊은 통찰력 등이 나타나기도 한다. 마지막으로 델타파는 깊은 수면 상태 같은 무의식 상태에서 나타나는 뇌파이다.

보통 현대인들은 지나치게 바쁜 삶을 살아가기 때문에 대부분 알파파 상태를 나타내지 못한다. 이런 상태가 너무 오래 지속되고 반복되면 긴장 상태로 인하여 몸과 마음의 피로가 누적되고, 결국 이상 신호가 나타나게 된다. 그러므로 우리는 바쁘게 쫓기듯 살아가는 일상 속에서도 때때로 뇌파를 알파파로 유지시켜줄 필요가 있다. 뇌파가 알파파로 변하면 엔도르핀이 분비되면서 우리의 마음이 긍정적 모드로 변화하고, 행복을 창조하는 삶을 시작할 수 있게 되기 때문이다.

# 마음행복 명상의 종류

이제껏 명상의 효과에 대하여 학계에서는 물론, 많은 사람들이 긍정적 반응을 보이고 아낌없는 찬사를 보내왔다. 명상은 현대사회에 필요한 건강법이고, 보완치료법이라고도 할 수 있다. 그러나 이와 같은 명상의 장점은 알지만, 집중이 안 된다는 반응과 효과를 의심하는 사람이 적잖이 있는 것도 사실이다. 많은 전문가나 치유가를 통해 명상의 이완효과와 치유효과에 대해 많은 부분이 알려져 있다. 하지만 일반적으로 명상의 접근법에 대하여 그리 상세히 알지 못하는 것이 실정이다. 구체적 실천 방법이 자세히 알려진다면 명상적 치유에 대한 오해나 무지에서 오는 부정적인 반응은 상당 부분 줄어들 것이다.

특히 사람마다 성격에 차이가 있고 취향이 다르며, 또 살아온 환경 등이 다르기에 한두 가지 특정 명상법을 권유한다든가, 어떤 정적인 명상법만을 강조하는 일에 대해서는 주의할 필요가 있다. 그래서 명상을 하고 싶으나 효과를 확신하지 못하는 사람들에게는 다양한 정적인 명상법(정지자세 명상)과 동적인 명상법(움직임을 통한 명상)을 모두 체험하게 한 후에 자신에게 맞는 명상법을 선택하도록 안내하는 것이 적절한 방도이고, 이것이 실상 매우 중요한 포인트이다.

이 책은 현대인들의 마음 건강과 심리치유에 효과적인 명상법 중에서 모든 사람이 부담 없이 체험할 수 있는 명상법으로 구성하였다. 한 번씩 체험해보고 자신에게 가장 적합한 명상법을 선별하여 꾸준히 실천한다면 본인이 원하는 기대효과를 충분히 얻게 될 것이다.


## [ 1 ] 치유명상(희망명상)

처음 치유명상을 배우고자 하는 사람 중 이미 병을 앓고 있는 사람이 있다면, 먼저 '이 증상을 치유하겠다'는 긍정적인 마음과 '치유된 후 가족과 사회에 도움이 되고, 내 능력을 나누면서 살겠다'는 마음을 갖길 바란다. 즉 명상을 배우려는 목적을 정해보는 것이다. 일례로 어떤 심리적 질환이 있다면, '마음의 증상을 고치고, 나와 같은 심리적인 고통을 받는 사람들에게 도움을 주는 데 보탬이 되도록 하겠다'고 생각하며 명상을 시작하기 바란다.

이유는 간단하다. 가족과 사회를 위하여, 또 타인을 위하여 자신의 능력을 베풀겠다고 결심하고 명상을 하면 명상도 수월해지고 효과도 더욱 좋기 때문이다.

저자의 경우 몸이 아파서 방문한 내방자는 먼저 상담을 해보고, 당뇨병이나 위장병, 간경화를 앓고 있는 사람에게는 병원치료와 함께 치유명상을 많이 권유하고 있다.

치유명상의 핵심은 먼저 자신의 증상이 명상을 통해 치유되고, 완쾌된다는 상상을 하며 아픈 부위와 대화를 진행하는 것이다. 치유 후에 활발하게 활동하는 내 모습에 대한 강력한 상상도 필요하다. 치유명상은 자신의 심신에 있는 질병이 치유되고 완쾌되었다는 상상을 하는 것이기 때문이다. 그 생각만으로 몸에 면역력이 증가하며 이런 상태에서 몸의 치유가 시작된다. 이때 완쾌한 후 내가 가족과 이웃 사회에 도움이 되고 공헌하는 모습을 그린다. 이렇게 내일 10분 정도 해나가면 심신의 질환이 치유되는 것을 경험하게 될 것이다.

《뇌내혁명》의 저자 하루야마 시게오 박사는 자신의 저서에서 다음과 같이 말하고 있다.

> 내가 존경하는 EM(전자현미경) 발견자인 후나이 사치오 씨는 우주 전체에 창조주의 의지가 작용하고 있다고 말하고 있는데 나는 그 의지가 유전자라는 형태로 우리 몸 안에 새겨져 있다고 생각한다(하루야마 시게오, 《뇌내혁명》, 사람과책, P34).

이와 같이 사람이 큰 의식, 우주의식을 갖는다면 자연과 우주에 존재하는 무한한 사랑의 에너지와 치유의 에너지를 활용할 수도 있지 않을까?

콜롬비아대학교 데이비스 호킨스 박사의 의식레벨 연구에 의하면 테레사 수녀, 예수, 석가모니의 경우 럭스(lux, 인간의 의식 수준에서 나오는 에너지를 빛의 조명도인 럭스로, 그리고 그 수치를 로그 값으로 처리 환산한 단위)가 매우 높다는 사실을 알 수 있다. 이들의 공통점 중 하나는 사회와 인류를 위하여 간절한 기도와 명상을 했다는 것이다. 우리가 테레사 수녀와 같이 밤낮으로 헌신하고 기도할 수는 없지만, 이 사회에 작은 도움이라도 되겠다는 기도와 상상, 기대명상을 하면 치유 효과가 더 높아질 것이다.

치유명상은 자기 자신을 끊임없이 신뢰하고 사랑하며 삶에 대한 긍정적인 자세를 갖고자 하는 부단한 노력이 동반되어야 하는 희망명상이라고 볼 수 있다. 자신의 삶에 대한 긍정적 마음, 몸과 마음이 치유된다는 희망, 미래에 대한 희망이 반드시 동반되어야 한다. 물론 처음에는 능숙하지도 않고 치유명상 자체가 불편할 수도 있다. 그러나 모든 일에는 훈련과 연습 그리고 지속적인 노력이 필요하다. 하루에 10~15분 정도 지속적으로 실시하다 보면 어느새 치유명상도 익숙해지고, 몸과 마음이 밝고 건강해지는 것을 느낄 수 있을 것이다.

가령 간기능이 좋지 않은 사람이 치유명상을 10분 정도 한다고 가정할 때, 간이 좋아진다는 상상을 3분 정도 한 후에 다시 3분 정도는 간에게 감사하다는 이야기도 해주면서 간기능이 치유되어간다는 확신을 갖는다. 나머지 3~4분은 간기능이 회복된 후 활발한 사회활동을 하는 스스로의 모습을 상상한다.

이웃나라인 일본의 예를 들면 수술이 꼭 필요한 경우와 응급환자를 제외하고 명상 프로그램을 활용하여 환자의 자연치유를 도와주는 병원이 높은 치유 효과를 보이고 있다. 특히 앞서 나온 내과의사 하루야마 시게오 박사는 수술이나 약보다는 명상 프로그램 등을 활용하여 병을 치유하는 것으로 유명하다.

심리학자이자 정신과 전문의였던 빅터 프랭클 박사는 2차 대전 당시 아우슈비츠 수용소에 강제로 끌려갔다. 끌려가는 이유도 모른 채 수용된 순간부터 고통스런 추위와 굶주림, 죽음의 공포를 견뎌야 했다. 게다가 부모와 아내마저 그곳에서 죽음을 맞이했다. 이후 그 역시 삶을 포기하려 했지만, 꼭 살아남아야 할 이유가 있었다. 그에게는 이 고통과 참담한 사실을 세상에 꼭 알려야 한다는 의무감과 자신이 직접 경험한 강제수용소의 인간심리를 연구하고자 하는 강한 희망이 있었다. 그 덕분에 마지막까지 살아남을 수 있었다.

그 강제수용소에 수용된 사람들 중 70% 이상이 굶주림, 고문, 고통, 혹독한 노동으로 인한 질병으로 죽음을 당했다. 그러나 끝까지 살아남은 사람들이 있었다. 빅터 프랭클 박사에 의하면 이들이 살아남을 수 있었던 것은 죽음의 수용소에서 살아남아야 할 분명한 이유와 희망이 있었기 때문이었다. 즉 삶의 동기와 희망의 끈을 끝까지 놓지 않은 사람들이 살아남은 것이었다. 비록 희망명상은 아니지만 간절하게 살아남기를 희망하고 또 희망했었던 것이 결과로 나타난 사례라 볼 수 있다.

이 시대를 살아가는 우리 역시 몸과 마음에 상처를 안고 살아간다. 그 상처로 힘들어하고, 때로는 삶을 포기하고 싶어진다. 그러나 마지막까지 포기하지 않고 자신의 상처가 반드시 치유된다는 희망을 가진다면 반드시 치유될 것이다. 그것이 얼마나 심각한 질병이든 상관없다. 반드시 좋은 결과로 이어질 것이다.

**치유명상 방법**

① 편안하게 앉거나 눕는다.

② 자신의 아픈 부위에 집중하고 치유된다는 상상을 한다.

③ 계속해서 아픈 부위가 점점 치유되고 있다고 상상하면서 아픈 부위를 마음으로 위로하고 대화를 해나간다.

④ 완쾌가 된 후 가족과 이웃, 사회를 위하여 활동하는 자신을 상상하고 비전, 목표 등이 달성될 것을 강력한 믿음을 가지고 상상한다.

＊ 순서대로 매일 꾸준히 해준다.

## [ 2 ] 이완명상

이완명상은 몸과 마음의 긴장을 풀어주고 충분한 휴식과 에너지 재충전을 통한 치유법이다. 요가명상, 마음챙김명상, 기공명상, 복식호흡명상, 집중명상, 자연명상, 치유명상, 감정조절명상, 만트라명상 등을 깊게 하면 이완 효과를 볼 수 있다. 즉 어떠한 명상법이든 편안하고 깊게 들어가면 이완을 얻을 수 있으며, 이를 통해 스트레스를 해소하고 고혈압을 완화한다. 더불어 부교감신경계를 활성화하여 교감·부교감신경계의 밸런스를 맞추어주는 효과가 있다. 또한 감정·분노조절장애 및 우울증 완화, 화병치유, 뇌파 안정 및 피로회복 등의 효과도 얻을 수 있다.

주의할 점은 불안증, 강박증, 분노조절장애 등으로 고통받는 사람에게 호흡명상, 집중명상 등을 권장하면 한계에 부딪힌다는 것이다. 이들은 심신의 조화가 불균형을 이루고 자기조절능력이 저하되어 있기에 처음부터 집중명상, 호흡명상 등을 하면 제대로 적응하지 못하는 경향이 있다. 심인성 질환으로 고생하는 사람들에게는 그 상태에 적합한 명상법으로 접근할 필요성이 있다.

### ❗ 분노조절장애 사례

무역회사에 다니고 있는 30대 남성 C씨는 분노를 통제하기가 어렵고, 화를 참지 못해서 직장 동료와 주변 사람들을 힘들게 하였으며, 자신의 능력을 인정받지 못하는 것이 항상 불만이라고 하였다.

그는 욱해서 화가 나면 머리끝까지 화가 치밀어 올라 눈에서 불이 나 보이는 것이 없고, 가슴이 터질 것 같기 때문에 옆에 물건이 있으면 던지든 부숴버리든 표출해야만 직성이 풀린다고 했다. 바로 후회하고 반성하지만 그때뿐이며, 집에서는 사소한 일에도 아내에게 화를 내고 때로는 욕설까지 한다고 말했다. 이로 인해 아내와의 사이도 멀어지고 집안 분위기를 나쁘게 만든 것도 알고 있지만, 화를 내고 분노를 표출하는 일이 점점 잦아진다고 했다.

그뿐만이 아니다. 그는 운전할 때 분노를 참지 못하여 차를 막고 내려서 싸우기도 하고, 회식 자리에서 직장 후배를 때리기도 했다. 그 때문에 회사에서 '분노조절장애도 병이니 치료받지 않으면 해고'라는 통보를 받아서 마지막 기회를 잡고자 센터에 왔다고 한다.

C씨는 분노가 생활화되었기에 우선적으로 화를 가라앉히고 몸과 마음을 이완시켜주어 자신의 내면을 바라볼 수 있는 여유를 찾아줄 필요가 있었다. 그래서 화병 다스리기와 심신이완요법을 중점적으로 적용했다. 화병을 다스리기 위한 방법으로는 양손으로 가볍게 가슴 두드리면서 소리치기 또는 큰 웃음을 권유했다. 금방 치유에 적응한 C씨는 경쾌한 음악에 맞추어 가슴 두드리기를 하면서 소리도 지르고 웃기도 하면서 스스로 신이 나서 15~20분 이상을 했다. 이후 심신이완요법으로 누워서 손발을 위로 들고 흔들어주다가 동시에 손발을 바닥에 떨어드리는 동작을 5~10분 반복한 후(이때도 소리내기, 웃기를 병행할 것을 권유했다) 편안하게 누워서 이완명상을 실행했다.

그는 음악에 맞추어 가슴 두드리기를 하면 말을 타고 벌판을 달려가는 기분도 들고 산꼭대기에서 마음껏 소리 지르는 모습이 상상되어 기분이 좋아진다고 했다. 소리칠 때는 답답함이 눈 녹듯이 사라진다고 했다. 누워서 심신이완요법을 할 때면 마치 커다란 뭉게구름 위에 누워있는 것처럼 편안해져서는 잠깐 졸다가 깨기도 했다고 말했다. 또 반복적으로 치유하다 보니 어느 순간부터 화내거나 짜증내는 모습이 점점 사라지면서 그동안의 자신의 행동이 너무 철없어 보였다고 말했다. 자신 때문에 고통받은 아내를 생각하면 미안하고, 주변 사람들이 얼마나 힘들었을까 생각하니 가슴이 아프다고 했다. C씨는 이완명상을 통하여 자신의 감정을 조절하는 법을 깨우친 것이다.

분노조절장애를 겪는 사람은 심리적으로 자신을 돌아볼 여유가 없다. 그러나 동적인 명상과 이완명상을 병행하면 스스로 분노와 화를 조절하는 내면의 힘이 생기는데, 여기서부터 분노조절 치유가 시작된다. 하지만 모든 분노조절장애, 화병 등이 짧은 시간에 치유되는 것은 아니다. 만약 분노가 만성이 되고 심각하다고 판단되면 4장에서 소개하고 있는 분노조절장애 치유법과 효과적인 명상요법을 3주 정도 여유를 가지고 꾸준히 실천하길 권한다.

오쇼 라즈니쉬의 명상법 중에는 웃음명상과 울음명상, 침묵명상을 결합한 명상 프로그램이 있다. 마음껏 웃거나 자신의 마음속 상처를 씻어내기 위하여 실컷 울음을 터트리고 난 후에 자신을 바라보거나 이완하는 것이다. 쿤달리니 명상법 역시 비슷하다. 몸을 흔들거나 활동적인 춤 동작을 통하여 몸과 마음의 긴장을 풀어준 후에 편한 자세로 자신의 내면을 바라보거나 이완하는 명상 중 하나로, 누구나 빠르게 이완 및 명상의 효과를 체험할 수 있다.

저자 역시 불안증, 강박증, 분노조절장애로 고생하는 사람들에게 동적인 명상법을 치유법으로 활용한 결과, 상당한 효과를 얻었다. 심인성 질환으로 고생하는 사람들 뿐만 아니라 집중력 저하 등으로 일반적 명상법에 적응하지 못하는 사람들은 웃음요가, 웃음명상, 울음명상 등 움직여주는 동적인 명상법이 효과가 있다. 움직임을 바탕으로 한 동적인 명상법의 공통점은 상처받고 고통받은 마음을 정화하고 회복시켜서 빠른 시간에 몸과 마음을 편안하게 이완, 치유하는 장점이 있다는 것이다. 몸과 마음이 편안하게 이완되면 자연치유력과 면역력이 증가할 뿐만 아니라 자신의 고통과 감정을 분리할 수 있는 역량이 생겨나므로 분노조절장애, 불안증, 강박증이 있는 사람에게 활용하면 효과적이다.

### 이완명상 방법 1

심신이완요법을 실시한 후 이완명상에 들어가면 좋다. 다만 여건이 안 될 경우에는 아래와 같은 방법으로 이완명상에 들어간다.

① 편안하게 정좌를 하거나 편안하게 눕는다.

② 의식적으로 나의 몸과 마음이 점점 이완되고, 세상에서 제일 편안해진다는 상상을 한다.

③ 허공 속에서 또는 아름다운 뭉게구름 위에서 편안하고 아늑한 휴식을 취한다는 상상을 한다.

④ 나의 몸과 마음이 하늘, 땅과 같은 자연과 하나 되어 교류하고 자연 에너지를 충전하면서 휴식한다는 상상을 한다.

* 위의 ②, ③, ④ 방법 중 자신에게 적합한 것을 골라 활용해도 좋다.

① 편안하게 앉거나 눕는다.

② 봄날의 따뜻하고 맑고, 편안한 태양의 에너지가 나의 머리와 얼굴을 시원하게 해준다는 상상을 한다. 그 편안함과 시원함이 어깨, 팔, 가슴, 배, 허리, 다리 등으로 퍼져나가면서 온몸을 이완시켜준다는 상상을 한다.

③ 두통이 있다면 맑고 편안한 태양의 에너지가 자신의 머리를 시원하고 맑게 해주고, 어깨, 가슴, 배, 허리, 다리 등으로 그 에너지가 퍼져나가서 심신을 이완시키는 상상을 한다.

④ 현재 분노가 차오르고 화가 나며, 불안, 초조하다면 편안하고 아늑한 태양의 에너지가 그 감정을 눈 녹듯 녹여주고 자신의 몸과 마음을 고요하고 편안하며 아늑하게 만들어준다는 상상을 한다.

* 위의 ②, ③, ④ 방법 중 선별하여 몸과 마음에 맞게 적용해도 좋다.


## [ 3 ] 바라보기명상(관찰명상)

우리 주변에는 명상을 하려고 자세를 추스르고 잡념을 없애고자 해도 수없이 잡념이 생기고 평소보다 더 많은 망상이 떠오른다고 하소연하는 사람들이 많다. 그런데 이에 크게 실망할 필요는 없다. 사람에 따라 차이는 있겠지만 잡념이 떠오르는 현상을 당연하게 받아들이는 것이 좋다. 이것은 오히려 자신이 생동감 있게 살아있다는 증거이기 때문이다.

바라보기명상의 장점은 자신의 진정한 주인인 참자아(참나)가 관찰자가 되어서 자신의 떠오르는 생각, 잡념, 고민 등을 바라보고 관찰할 수 있다는 것이다. 자신의 내면에서 돌아가는 생각, 감정, 느낌 같은 것에 대해, 마치 영화의 한 장면을 보는 것처럼 단지 바라보기만을 하라는 것이다. 다시 말해 순간순간 돌아가는 내면의 정황에 대해 '판단하는 일' 없이 단지 '감상'만 하라는 것이다. 자신이 어떤 생각, 어떤 감정에 휘둘리고 있는지를 바라보기만 해도 자각 내지 치유하는 힘은 저절로 작동되기 때문이다. 자신의 생각을 멀리 떨어져서 바라볼 수 있다면 그만큼 여유도 가질 수 있다. 바라보기명상을 할 때 처음에는 혼란스럽고 잡념이 계속적으로 떠올라 힘들어할 수도 있다. 그러나 인내를 갖고 꾸준히 시행하다 보면 자신과 감정, 생각, 고민 등을 분리하여 일종의 '객관화'시킬 수 있는 내면의 힘을 얻게 된다. 이런 내면의 힘이 길러지는 가운데 불안증, 분노조절장애, 강박증 등이 스스로 치유되는 효과를 얻을 수 있다.

많은 사람들이 명상을 하려고 명상학교 등 시설에 큰마음을 먹고 들어가지만, 막상 수료하고 나오면 금방 원상태로 돌아가는 것에 실망하곤 한다. 어떻게 보면 이는 지극히 당연한 일이다. 사람이 몸이 있고 마음이 있고 뇌가 있는데 어떻게 모든 것이 한두 번의 생각대로 될 수 있는가? 그러나 자꾸 반복하여 '고요한 마음으로부터' 가슴속의 슬픔이나 잡념을 '강 건너 불구경하듯이' 바라보다 보면, 부글부글 타오르는 잡념의 불, 고민의 불, 슬픔의 불, 괴로움의 불이 어느새 스스로 꺼지는 것을 확인할 수 있다. 물론 시간이 좀 걸리는 일이다. 상당할 정도로 고민과 고통의 불이 꺼지고 재가 되어버리면 고요한 마음이 들어서게 된다. 이 고요 속에서 깨어남이 바로 참자아와 만난다는 의미로 봐도 무방하다. 자신의 잡념의 불이 타버리고 마음이 잔잔하고 고요한 상태를 느끼게 되면, 본심으로 돌아간다는 말뜻을 알게 된다. 사람에 따라서는 꽤 오랜 기간이 소요될 수 있다. 하지만 빠른 시간 안에 그런 경험을 만나지 못하더라도 바라보기명상을 꾸준히 실천하다 보면 최소한 자신과 감정이나 고통·고민을 분리하여 객관화시키는 내면의 힘만큼은 자신도 모르게 갖추게 될 것이다. 이것만으로도 웬만큼 스스로를 다스릴 수 있는 힘을 얻은 것이며, 자신 마음의 진정한 주인이 되는 첫걸음을 내딛은 것이다.

바라보기명상을 또 다른 차원에서 보면 감정조절명상과 같은 맥락으로 비슷한 효과를 볼 수 있다. 다만 과정과 배우는 방법에 차이가 있을 뿐인데, 같은 결과를 기대할 수 있다. 선도수련, 명상기공, 요가명상 등 모든 명상법은 배우는 방법은 다소 차이가 있으나 결국 추구하는 궁극의 목적은 같다.

다시 말하건대 바라보기명상을 할 때는 잡념이 떠오르면 단지 그것을 있는 그대로 그저 바라보기만 하면 된다. 다만 떠오르는 생각을 판단하지 마라. 판단을 중지하고 그저 현상을 바라보기만 하자. 또는 간혹 자신의 몸의 따뜻함 또는 심장의 떨림, 몸의 가벼운 흔들림 등이 포착되기라도 하면 그것에 대해 조용히 느끼고 바라보면 된다. 이 모든 방도가 자신의 체질과 성향에 잘 맞지 않는다고 판단되면, 호흡 그 자체만을 바라보는 것도 좋은 방법이다. 호흡이 어디에서 들어와 어디로 나가는가를 바라보는 것도 좋고, 자신의 배를 물끄러미 바라보기만 해도 된다. 그러면 배가 부풀었다가 수축하는 것이 느껴질 것이다. 무엇이든 자신에게 맞는 것을 택해서 하면 된다. 이것이 바라보기명상의 요체이다. 간단하지 않은가? 그러나 그 효과는 당신이 예상했던 기대를 능가한다. 실제로 명상센터에서도 많은 내담자들이 바라보기명상법으로 분노조절장애를 상당 부분 치유할 수 있었다.

이미 우리 주변에서는 분노조절에 실패한 적이 있다고 고백하는 사람들을 흔히 볼 수 있다. 보복운전 문제가 심각하다는 뉴스가 연일 등장하기도 한다. 이것은 결국 현대인들이 자신의 감정, 특히 분노를 조절하지 못하기 때문에 발생하는 문제이다.

평소에도 바라보기명상은 일상에서 쉽게 활용할 수 있는데, 특별히 시간과 장소에 제약을 받지 않기 때문이다. 화가 날 때나 짜증이 날 때 단 1분만이라도 바라보기명상을 해보기 바란다. 차츰 익숙해지면 짜증나는 자신의 모습, 분노하는 자신의 모습이 어처구니없고, 안타깝다는 생각도 들 것이다. 심지어 측은한 마음이 들기도 할 것이다. 이때부터 자신의 감정을 객관화시키고 거리감을 유지할 수 있게 되며, 자신을 컨트롤할 수 있는 힘이 생기는 것이다.

### ❗ 불안장애(불안증) 사례

30대 여성 회사원인 A씨는 자신이 겪고 있는 증상 때문에 무척 힘들어했다. 20대 초반부터 시작된 불안증세를 참고 견뎠지만, 직장생활을 하면서 업무가 가중되고 야근이 많아지자 더욱 힘들어졌다고 한다. 중요한 회의를 하거나 세미나에서 발표, 토의하는 상황이 발생되면 불안이 엄습하여 심장이 뛰고, 얼굴도 점점 벌겋게 달아오르고 식은땀을 흘렸다고 한다. 때문에 미리 병원에서 처방받은 약을 복용하고 참석해야 했으며, 회의를 마치면 온몸에 힘이 빠져 지쳐버린다고 말했다. 이 때문에 부서를 옮기려고도 해봤으나 입사한 지 얼마 되지도 않았는데 불이익을 받을까봐 말도 못했다고 한다. 또한 낯선 사람들과의 만남, 모임 등은 가급적 피하고, 대중교통을 이용할 때면 옆자리에 험상궂은 사람이나 취객 등이 타면 나쁜 생각이 떠오르며 불안해졌으며,

다른 사람들이 자꾸 자신을 쳐다보는 것 같아서 졸음이 와도 눈을 뜨고 반복적으로 주변을 살핀다고 했다.

또 그는 남자친구와 영화관에라도 가게 되면 영화에 집중할 수 없는 것은 물론, 옆에 앉은 낯선 관객이 혹시 위험한 사람은 아닌지 지속적으로 살피게 되며 어둠속에서 불상사가 발생하지는 않을지 걱정이 돼서 영화 보는 내내 불안함과 초조함에 시달리기도 했다. 그러면서 A씨는 자신의 불안증상이 환경에 따라 수시로 변하는 것을 인지하고, 스스로도 어처구니없을 때가 많다고 말했다.


A씨와 같이 불안장애로 고생하는 사람은 어느 한 가지 치유법이 아니라 다양한 명상법을 권장하면서 충분히 설명해야 한다. 그러고 나서 내담자의 반응과 상태를 파악한 후 적합한 명상요법을 찾아주어야 한다. 그리고 최종적으로는 스스로 적합한 것을 선택하여 명상요법을 하게 한다.

A씨는 야근이 많기에 센터에 자주 방문하기 어려워 주 1회 정도 와서 자신의 상태를 상담하고, 점검하는 방법으로 진행했다. 다른 명상요법보다 바라보기명상을 선호했고 평상시에는 생활 인지행동치유법을 실천하기로 했다. 다시 상담하러 왔을 때 들은 바에 의하면 별도로 많은 시간을 낼 수 없어 틈나는 대로 적극적으로 했다고 한다. 출퇴근 시나 업무 중에 불안증세가 나타나면 심호흡을 크게 3~4회 하고 마음의 눈으로 자신의 불안증세를 물끄러미 바

라보고 또 바라보기도 했다고 한다. 떠오르는 불안감이나 초조함을 무심히 바라보니 처음에는 더 크게 밀려와 자신을 삼켜버릴 것 같은 공포가 엄습하여 힘들었지만, 무심히 바라보라는 말을 계속 되뇌며 그냥 보니 차츰 불안감이 사라졌다는 것이다. 자신의 불안증세에 따라 바라보기명상을 하기도 하고 생활 인지행동치유법을 지속적으로 활용하기도 했다고도 말했다. 불안함을 그냥 물끄러미 바라보고 있다가 마음속으로 웃고 또 웃으면, 마음이 후련하면서도 스스로가 안쓰러워 보일 때가 있었다고도 했다. 그는 포기하지 않고 자신에게 끊임없이 격려해줬고, 이렇게 바라보기명상과 생활 인지행동치유법을 반복하다 보니 어느 순간부터 불안증세가 영화나 TV처럼 객관적으로 보인다고 말했다. 마지막으로 그는 그동안은 불안증이 자신에게 철썩 달라 붙어있는 느낌이었는데 저만치 떨어져 거리감이 느껴졌으며, 이제는 극복할 수 있다는 자신감이 조금씩 생겼다고 했다.

A씨는 바라보기명상을 자신의 여건에 맞게 적용하고, 생활 인지행동치유법을 적절히 활용하여 불안증을 극복하는 방법을 찾았다. 그러나 모든 사람이 사례와 같이 명상요법 한두 가지만으로 심인성 질환을 치유할 수 있는 것은 아니다. 증세가 깊고 심각한 경우에는 4장에서 소개하는 불안장애 치유법과 효과적인 명상요법을 적용해야 기대효과를 볼 수 있다.

① 편안하게 앉거나 눕는다.

② 눈을 지그시 감고 몸과 마음에 힘을 빼고 자신의 마음의 눈으로 떠오르는 감정이나 잡념을 그저 물이나 구름이 흘러가듯이 편안하게 바라본다. 그 감정이나 잡념을 판단하거나 분석하지 말고, 그저 바라본다.

③ 몸의 느낌, 체온, 맥박 뛰는 느낌 등 느껴지는 대로 편안하게 느끼고 그저 바라본다.

④ 자신의 호흡을 바라본다. 숨이 들어올 때의 느낌, 숨이 나갈 때의 느낌, 숨이 들어오고 나갈 때 배의 움직임 등을 느낀다.

⑤ ②,③, ④의 방법 중 적합한 것을 찾아 하루 10~15분 정도 반복한다.

\* 대중교통 이용 시 차량이나 경적소리 등 주변의 소리를 듣고, 그저 들리는 대로 느끼고 바라보는 연습을 해본다.

## [ 4 ] 감정조절명상

우리 사회의 많은 사람들이 감정조절이나 분노조절의 어려움을 토로한다. 특히 직장인이 그렇다. 이런 상황 속에서 스스로 마음을 다스리고 감정을 조절할 수 있는 능력은 행복한 가정생활과 사회생활, 활발한 대인관계를 위해서라도 모두에게 필요하다.

바라보기명상을 하면서 잡념이 떠나지 않고 끊임없이 파도처럼 밀려와서 힘들다고 하소연하는 사람에게는 바라보기명상 대신 감정조절명상을 권장한다. 감정조절명상의 장점은 호흡을 의식하여 규칙적으로 해줘야 하기 때문에 자신의 몸에 흐르는 에너지가 증폭되는 체험을 하면서 자연스럽게 집중을 할 수 있다는 것이다. 처음에는 잡념이 생길 수 있으나 자신의 에너지, 신체에 집중하다 보면 차츰 잡념이 사라지고, 고요하고 평화로워진 자신의 몸과 마음을 체험하게 된다. 이 체험과 명상과정을 통해서 자신의 감정을 조절하는 능력이 향상된다.

편안하게 앉아서 손을 모은 후 숨을 들이마시면서 손을 천천히 넓혀주고 숨을 내쉬면서 천천히 모아주는 것을 반복한다. 그러면 손에서 열감, 자력감 등 당겨주는 느낌이나 밀어내는 느낌이 생긴다. 이때 손과 어깨, 몸이 깃털처럼 가볍게 느껴지기도 하고 자신의 몸이 허공에서 춤추는 것 같은 느낌, 손과 팔, 어깨가 없는 듯한 느낌이 생기기도 한다. 시간이 지나면 호흡이나 손의 느낌을 의식적으로 신경 쓸 필요가 없다.

이 명상법은 자신의 호흡과 함께 병행하기에 복식호흡의 효과도 얻고, 누구나 쉽게 할 수 있어 효과도 빠르게 느낄 수 있다. 호흡을 의식적으로 조절하면서 하는 명상이기 때문에 들숨과 날숨을 조절하는 훈련을 통해서 호흡이 자연스럽게 편안해지고 길어진다. 숨을 들이마실 때 배를 가볍게 내밀고 숨을 내실 때 배를 살짝 당겨주면 된다. 처음에는 복식호흡이 불편할 수 있지만 지속적으로 틈틈이 해보면 몸과 마음이 건강해진다.

호흡은 자연에 무한히 존재하는 천연 에너지 산소를 몸속으로 받아들여 몸속의 세포와 각 장기 및 근육에 에너지를 불어 넣어주는 역할을 한다. 숨을 천천히 고르고 길게 들이마시면서 배를 천천히 내밀면 횡격막은 팽창하고, 반대로 편안하게 내쉴 때 원상태로 돌아온다. 이때 호흡은 무리하지 않고 자연스럽게 해야 한다. 자신의 몸에 맞게 조절해서 호흡하면 몸속으로 들어온 산소가 에너지순환과 혈액순환을 돕는 동시에 이산화탄소를 밖으로 배출해준다. 호흡을 하면 인체의 3분의 1 이상의 피가

복부로 흐르므로 혈액순환을 원활하게 하는 펌프 역할을 하여 혈액순환, 기혈순환을 개선한다.

아랫배 호흡인 복식호흡의 중요한 점은 심신의 건강과 바로 연결되는 것이다. 처음에 아이가 태어나면 자연스럽게 복식호흡을 한다. 세월이 지나면서 청소년기를 거치는 동안에 스트레스 등의 영향으로 어느새 가슴으로 호흡(흉곽호흡)하게 되고, 성인기를 지나 노년기 또는 몸에 큰 질병이 생기면 목으로 호흡(목숨)하게 된다. 심장박동수도 상당히 빨라지는데 이것은 건강이 위험하다는 신호다. 복식호흡의 장점은 내장 기관을 움직이게 해서 소화기능을 개선하고, 위장병 등을 효과적으로 치유하는 데 있다. 뿐만 아니라 자연스럽게 아랫배를 따뜻하게 해주는 동시에 머리를 시원하게 해주는 역할을 하기도 한다.

한의학적으로는 수승화강, 민간요법에서는 두한족열이라 부르는 것이 이것이다. 네덜란드의 명의 불하페도 "머리를 차게 하고 발을 따뜻하게 하라"고 했고, 일본에서 유행했던 반신욕도 상체는 시원하게, 하체는 따뜻하게 하여 기혈순환과 에너지 순환을 원활하게 만드는 것이었다. 이를 통해 자연치유력과 면역력을 높여 질병의 예방과 치유 효과를 얻을 수 있었던 것이다. 그러나 바쁜 현대인들이 매일 반신욕을 하기에는 시간이 허락되지 않기에 반신욕과 같은 효과를 얻는 복식호흡을 권장한다. 복식호흡을 제대로 하는 것만으로도 자율신경계를 활성화하며 엔도르핀, 세로토닌 분비의 촉진을 도와 뇌 건강과 심신안정에 큰 도움이 된다. 스트레스를 많이 받고 늘 긴장 상태인 사람은 숨을 들이마시는 것보다 내쉬는 것을 조금 더 길게할 필요가 있다.

또한 감정조절명상은 심적으로도 마음의 안정과 휴식을 주어 마음을 치유할 때도 도움을 준다. 특히 불면증, 강박증, 불안증, 분노조절장애 등에 효과가 좋다. 게다가 좌우 뇌의 균형을 맞추어주고, 뇌의 각 부위 활성화에도 탁월한 효과를 보이기 때문에 학생들의 집중력, 창의력, 학습능력 향상에도 효과적이다.

**감정조절명상 방법**

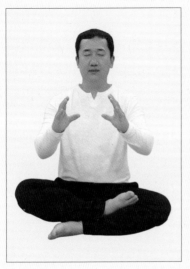

① 편안하게 자리에 앉은 후 정좌를 한다.

② 양손을 천천히 들어 올려 가슴 앞에서 모으는데(합장자세), 손바닥을 약간 벌려주고 양손이 완전히 붙지 않게 한다.

③ 숨을 들이마시면서 손을 천천히 어깨 넓이까지 넓혀주고 숨을 내쉬면서 다시 원상태로 손을 모은다. 이때도 손바닥을 완전히 붙이진 않는다(숨을 들이마실 때 아랫배를 약간 내밀고 내쉴 때 아랫배를 살짝 당겨주는 복식호흡을 해준다).

④ ③의 동작을 반복한다.

**복식호흡 방법**

① 편안하게 자리에 앉은 후 정좌를 한다.

② 숨을 들이마시면서 아랫배를 지그시 내밀어준다.

③ 숨을 내쉬면서 아랫배를 천천히 등 쪽으로 당겨준다.

＊ **천천히 반복한다. 자신의 호흡량에 맞추어 편안하게 하는 게 중요하다.**

## [ 5 ] 웃음명상

사람의 생각과 마음의 표현, 그중에서도 뇌를 통해 행복하고 즐거운 감정을 표현하는 방법을 '웃음'이라 정의할 수 있다. 웃음은 각박한 사회를 살아가는 현대인들이 점점 잃어가고 있기에 지금이야말로 더욱 필요하다.

웃음은 육체적, 심리적 질병의 치유와 예방에 효과적인 보완요법으로, 국내외적으로 임상실험의 결과가 언론을 통해 잘 알려져 있다. 웃음을 바탕으로 한 치료법 역시 상당히 많이 나와 있으며 그 절차와 방법도 천차만별이다. 심지어 이제는 많은 사람들이 웃음을 교육받아야 하고, 절차와 형식, 과정이 있는 것으로 오해하기도 한다. 어디서 웃음을 배워야 하는지, 혹은 교육과정을 궁금해하는 이들도 많다. 결론부터 말하면 웃음의 방법이나 절차, 형식 등은 없고 절차나 방법을 필요로 하지도 않는다. 그저 크게 박장대소하여 웃을 수 있으면 좋겠지만, 그렇지 않으면 가벼운 미소도 좋다. 이것도 안 되면 마음속으로만 웃어주어도 효과는 매우 좋다.

우리가 진정 웃어야 할 때는 정말 너무 힘들고 어려울 때, 벼랑 끝에 서서 고민할 때이다. 물론 그런 상황에서 기뻐서 웃는 것은 못하겠지만, 반드시 극복하고 이겨나가야 한다는 의지로 억지웃음이라도 지을 때 해결책과 돌파구를 찾게 된다. 물론 한두 번이 아니라 지속적으로 할 때 긍정적 변화가 일어난다.

이런 말을 하면 "웃어야 할 일이 있어야 웃지 않느냐?"고 반문하는 이들도 있다. 이들은 세상에 웃을 일이 별로 없다고들 한다. 그러나 일단 먼저 웃어보자. 그러면 행복과 기쁨, 복이 나에게로 다가올 것이다.

실제로 내담자 중에는 명상요법에 적응하지 못하는 경우가 종종 있다. 이럴 때 명상요법에 웃음을 접목한 웃음명상을 적용하면 놀라울 만큼 빠른 적응과 효과를 보인다. 방법과 형식에 구애받지 않고 억지로, 또는 의식적으로 1~2분 정도 크게 웃는 것만으로도 웃음명상이라 할 수 있다. 특히 젊은 층에게서 웃음명상이 많은 효과를 나타내고 있으며, 심인성 질환으로 고생하는 사람들도 웃음명상으로 좋은 효과를 볼 수 있었다.

## | 웃음효과 |

### ● 뇌혈관계 질환치유 및 예방

미국 보스턴의 46세 중년여성 줄리아는 뇌졸중으로 쓰러지면서 뇌의 40% 이상 손상을 입었다. 그러나 그는 반드시 나을 수 있을 거라는 희망을 버리지 않았다. 그리고 한 가닥의 희망을 담아 치유했는데, 그 방법은 바로 웃음이었다. 매일매일 틈이 나면 웃기 시작했는데, 점차 시간이 흐르면서 반신마비였던 그가 몸을 움직이기 시작하고, 완전한 상태는 아니지만 걸을 수 있는 단계까지 회복하게 되었다(SBS 〈SBS 스페셜〉 신년특집 웃음에 관한 특별보고서 2부 웃다가 살아나다).

이 사례와 같이 웃음이 뇌기능을 활성화시켜 엔도르핀, 세로토닌을 분비하여 뇌혈관 질환을 예방하거나 치유하는 것은 뇌 과학자들의 임상실험으로 검증된 내용으로 이미 잘 알려져 있는 사실이다.

우리가 크게 웃을 때 약 1천억 개 이상의 뇌세포가 활성화된다고 한다. 사실상 우리 뇌 전체를 운동시켜주는 역할을 하는 것이다. 뿐만 아니라 웃을 때 분비되는 뇌 호르몬이 모든 신경계통에 전달되니 뇌 건강과 몸 건강에 최고의 효과를 보인다고 해도 과언이 아니다. 또한 웃음은 치매, 중풍(뇌졸중, 뇌출혈) 등도 예방한다.

## ● 면역계 질환치유 및 예방

미국 캘리포니아 로마린다대학교 리버크 박사는 웃음이 면역 체계에 미치는 영향을 연구하여 '웃음이 암세포를 없애주는 NK세포, T세포 활성화에 영향을 준다'는 결과를 발표하였다(메디 TV 〈신의 처방, 웃음〉).

우리 몸속에서는 매일 수천 개씩 암세포가 발생한다고 한다. 그런데 면역력이 약하면 암세포의 공격을 받아 위험 질환인 암에 노출될 수밖에 없다. 반대로 면역력이 강화되어 있으면 매일 수천 개의 암세포가 생성되어도 면역체계가 작동하여 암세포를 없애준다. 웃음을 연구한 뇌 과학자 및 전문가들은 면역력 향상에 최고 효과를 보이는 것으로 웃음을 꼽는다.

웃음은 장을 자극하여 기능을 활성화한다. 우리 몸속의 면역세포 중 상당 부분이 장에서 생성되기 때문에 웃음은 장의 기능 활성화와 면역력을 향상하는 데 최고의 요법이라 말할 수 있다.


## ● 신경계통 질환치유 예방

앞서 나온 미국 여성과 같은 방송 프로그램에서 또 다른 예로 나온 인물은 인도의 산디프이다. 교통사고를 당한 산디프는 전신마비와 기억상실증에 걸렸다. 모든 신경계통이 망가져서 도저히 가망이 없다는 이야기를 들었다고 한다. 그러나 웃음처방으로 웃음 연습을 실시한 결과, 기억력도 회복되고 마비되었던 손과 몸이 움직이기 시작했다고 한다.

이것은 웃음이 손상된 뇌신경뿐만 아니라 우리 몸의 모든 신경계통을 치료하는 데도 효과적인 방법임을 알려주는 희망적 사례라 볼 수 있다. 무릎을 많이 사용하면 무릎 통증, 활막염, 류마티스 관절염으로 고생하거나 좌골 신경통 등 각종 신경계통 질환으로 고생하기 마련이다. 이런 증상으로 고생하는 사람들에게도 웃음요법을 지속적으로 실시하면 통증이 완화되는 효과를 얻을 수 있다.

● 심혈관계 질환치유 및 예방

웃음은 혈액순환을 원활하게 만들어서 인체의 혈류량 증가를 통한 심혈관계 치료에 효과적이다. 이와 관련하여 웃음이 엔도르핀과 면역세포 증가 바이러스에 대한 저항력 향상, 편두통 완화, 혈류량을 증가시켜 산소 공급을 늘려주고, 혈액순환을 원활하게 하는 데 효과적이라는 등의 내용이 보도되기도 했다(《헬스조선》 억지 웃음의 효과는 어디까지일까?)).

웃음은 인체의 에너지순환을 활성화시켜 심장, 폐를 비롯한 오장육부의 기능을 활성화한다. 사람이 스트레스를 많이 받으면 가슴이 답답해지고 호흡 곤란이 올 수도 있다. 이러한 증상이 오래가면 협심증, 심장기능 이상까지 확대될 수 있다. 따라서 아직 가벼운 증상으로 나타날 때나 그 전에 틈틈이 가볍게 가슴을 쓸어내리거나 두드리면서 1~2분 정도 웃음 운동을 해준다면, 심혈관계 질환 예방과 함께 가슴이 시원하고 뻥 뚫리는 쾌감까지 얻을 수 있을 것이다.

| 웃음명상의 효과적인 활용 |

우울증 등 심인성 질환의 공통점은 자신의 내면에서 키워온 부정적인 감정이나 불안함이라는 고통의 늪으로 빠져드는 것이다. 심인성 질환의 늪에서 빠져 나오려면 생각

의 전환과 동시에 부정적 감정과 자신을 분리하는 것이 중요하다.

여기서 빠져나오는 방법 중 하나가 웃음이다. 실제로 웃음 운동을 몇 번 시도해보다가 포기하는 경우가 많은데, 꾸준히 웃음을 생활화해야 하고 효과적으로 활용하는 것이 중요하다. 이때 핵심은 앞으로의 비전, 희망, 대의를 품고 웃음을 지속적으로 실천하는 것이다. 그러면 기쁨과 행복의 호르몬이 자신의 뇌, 마음, 몸속으로 가득 차면서 부정적 감정이 긍정적 감정으로 전환되고, 심인성 질환의 고통으로부터 자신이 분리되어 변화가 일어나기 시작할 것이다.

우리 뇌에는 중요한 어느 한 부위가 손상을 입으면 그 부위를 스스로 치유하거나 기능을 회복하기 위하여 자체적 변화가 일어날 수 있는데, 이를 '뇌의 가소성'이라고 한다. 뇌의 가소성 덕분에 명상을 하면 뇌 세포의 기능이 소생되기도 한다.

하지만 뇌의 가소성은 단지 뇌의 물리적 역할과 기능만을 평가한 것이라 할 수 있다. 놀랍게도 사람이 간절히 원하면 뇌 속의 무한한 잠재 에너지가 소망을 이루어주기 위하여 변화를 시작한다고 한다. 뇌 과학자 중에는 수천 년 동안 선조들로부터 물려받은 유전적 정보를 뇌가 활용하기 때문에 이런 변화가 가능하다고 주장하는 사람도 있다. 그런데 수천 년 동안 뇌에 잠재된 에너지를 활용하려면 뇌파가 알파파 이하로 내려가야 한다.

전 세계에서 '성공한 사람들'로 분류되는 사람들은 성공법의 하나로 뇌의 잠재적이고 무한한 에너지를 적극적으로 활용했다고 말하고 있다. 사람의 뇌와 마음속에 있는 잠재적 에너지를 활용하여 자신의 미래에 대한 꿈과 희망을 이루어내는 것이다. 즉 미래의 꿈을 이룬다는 것이 사람의 뇌와 마음속에 달려 있다는 사실을 확신하고, 실천하는 것이다. 이것은 또 다른 차원의 뇌의 가소성 원리를 자신의 인생에 적용했다고 볼 수 있다. 또한 뇌의 가소성의 원리가 단순히 육체적인 뇌기능적인 차원에서만 해석될 것이 아니라 거시적 관점에서 해석될 필요성이 있다는 점을 보여주는 사례라 할 수 있다.

종합해보면 또 다른 우주적 차원의 뇌의 가소성을 현실로 실현하는 원리를 깨우쳐 주는 것이다. 뇌의 가소성 원리가 단순히 육체적인 뇌기능적인 차원에서만 해석될 것이 아니라 우주과학의 관점에서 해석될 필요성이 있다는 이야기다. 과학이 아직 완전히 밝혀내지 못했지만, 뇌 속에는 우리가 상상하는 그 이상의 에너지가 존재한다. 그러므로 우리가 자신이 원하는 목표가 이루어질 것이라고 확신하고, 꿈이 이루어졌다고 상상하면서 웃음요법을 활용하여 이미지를 구체화한다면 더 좋은 효과를 얻을 수 있을 것이다.

자신의 큰 비전을 상상하고 실현된다고 믿으며 웃음명상을 실천했는데, 그것이 현실로 이루어진다면 이 얼마나 멋진 일인가? 웃음명상을 할 때는 스트레스 해소와 몸의 건강만을 소원하지 말고, 심신의 건강을 이루어서 큰 꿈을 이뤄내는 것까지 상상하기 바란다. 그러다 보면 몸과 마음의 건강은 물론, 자신이 꿈꾸는 비전도 이뤄낼 수 있을 것이다.

**웃음명상 방법 1**

① 편안하게 정좌 자세로 앉거나 의자에 앉는다.

② 마음속으로 희망, 포부, 미래의 꿈, 소망 등이 이루어지는 것을 상상하면서 크게 웃는다. 여건이 안 된다면 가벼운 미소나 마음속으로 웃는 것도 좋다.

③ 웃고 난 후 자신이 소망하는 것이 이루어졌음을 마음속으로 상상한다. 또는 고요하게 자신의 마음을 느껴본다.

④ ①~③ 순서대로 웃음명상을 한 후 기지개를 켜고 마무리한다.

＊ 매일 5~10분 정도 꾸준히 해줄 때 효과가 나타난다.

① 5∼10분 정도 요가 동작, 기공 동작, 체조 동작, 춤 동작을 하는 동시에 웃는다.

② 5∼10분 정도 조용히 앉거나 누워서 편안함을 느끼거나 휴식한 후, 기지개를 켜고 마무리한다.

## [ 6 ] 자연명상

자연명상은 에너지 충전을 위한 산행이나 휴식을 취할 때 해보면 좋다. 자연명상요법은 기본개념과 방법을 익힌 후, 자신의 몸과 환경에 맞춰 자신의 것으로 창조해야 한다. 틈틈이 산이나 들 같은 야외에서 편안한 마음으로 하면 심신의 건강뿐만 아니라 스트레스 해소와 질병을 예방하는 데 많은 도움이 된다.

### | 산행명상 |

휴일에 산을 오르다 보면 많은 사람들이 함께 이야기하고 웃으면서 산행을 하는 모습을 쉽게 볼 수 있다. 우리나라 사람들이 스트레스를 푸는 방법으로 즐겨하는 것이 바로 산행이기 때문이다. 이들은 보통 등산을 하고 막걸리 한잔과 파전을 먹으면서 스트레스를 풀고 산행을 마친다.

이렇게 다른 사람들과 여럿이 산행하는 것도 물론 좋지만, 때로는 혼자서 조용히 산에 오르는 것을 권하고 싶다. 혹시 삼삼오오 모여 단체로 산행을 하더라도 일정 구간은 타인과 대화를 나누지 말고, 오롯이 자신과 자연을 느끼면서 산행하는 것도 좋은 방법이다. 이 일을 권하는 것은 자연과 에너지를 교류하고 자연과 내가 하나 되는 것을 느껴보게끔 하기 위해서다. 자연과 교감하고 교류한다는 느낌으로 단 10분이라도 산행을 하면 몸이 더욱 가벼워지고 몸속 노폐물이 빠져나가며 자연에서 오는 에너지로 충전된다는 느낌을 받게 될 것이다.

산속을 천천히 걸으면서 자연을 둘러보자. 나무 또는 이름 모를 잡초 등이 나를 반겨주는 느낌이 들 것이다. 야생 진달래는 아름다운 색깔로 나를 맞아주고, 한 걸음 한 걸음 걸으면서 숲속의 바람, 숲속의 향기가 내 몸속의 365개의 혈 자리를 열어준다고 상상해보자. 나뭇가지에 앉아있는 새들이 내가 지나가길 기다리고 있다가 날갯짓으로, 눈빛으로, 재잘재잘 소리로 나의 지친 마음의 상처를 위로해주는 것을 느껴보자. 한발 한발 옮길 때마다 발과 지면의 느낌을 느껴보자.

어느덧 정상에 오르면 어느새 머리 위에 떠 있는 뭉게구름도 느껴보자. 당신에게 말을 건넨다. 구름이 흘러가듯이 당신의 인생도 흘러가고, 근심이나 불안, 걱정과 고통도 반드시 흘러가고 없어지니 너무 힘들어하거나 슬퍼하지 말고 힘내라고 용기를 줄 것이다. 정상을 내려오면서 자연과 대화하고 느끼면서 걸어보자. 걷다 보면 왠지 눈길이 가는 나무가 있을 것이고, 무언의 대화를 걸어오는 나무가 보이기도 할 것이다. 그때 잠시 멈추어 나무에 가만히 손을 대어보자. 그리고 나무가 무엇을 말하는지 느껴보자. 나무에게 자신의 마음을 실어서 가만히 이야기해보자.

우리가 실제로 꽃이나 나무와 대화를 주고받는 것은 어렵겠지만 느낌으로는 충분히 가능하지 않겠는가? 꽃과 나무, 구름과 새들과 대화를 하고 내려오면서 산행을 마무리하면 나의 몸은 이미 자연과 하나가 되어 몸속은 정화되고 마음까지 가벼워짐을 느끼게 될 것이다.

## | 물소리·바람소리명상 |

산에 오르거나 한적한 시골길을 걷다 보면 계곡물이나 시냇물과 만나는 경우가 있다. 그럴 때 가던 길을 잠시 멈추고 물가 옆에 잠시 걸터앉아서 물과 대화를 해보기를 권한다. 흐르는 시냇물을 편안하게 바라본 후에 잠시 눈을 감아보자. 물이 흘러가는 소리를 몸으로 마음으로 느껴보자. 물소리를 타고 흘러가는 물줄기가 나의 정수리를 타고 머리, 목, 가슴을 지나 아랫배, 허벅지, 무릎, 종아리를 타고 발바닥으로 시원하게 흘러간다고 느껴보자. 나의 머리의 느낌은 어떤지, 가슴의 느낌은 어떤지를 느껴보자. 그리고 시냇물이 나의 정수리를 타고 다시 한 번 온몸으로 시원하게 흐른다고 상상해보자. 물소리와 함께 물이 내 몸을 통과할 때 나의 근심과 고민, 질병도 시원하게 씻어준다는 상상을 해보자. 그 상상만으로도 온몸이 시원해지고 가볍게 느껴질 것이다.

바람이 불어오면 365개의 혈을 마음으로 활짝 열고, 바람이 내 몸을 통과하면서 막힌 혈을 시원하게 뚫어주고 노폐물, 탁한 에너지를 바람소리와 함께 멀리 날려준다고 상상해보자. 이 역시 몸과 마음을 시원하고 편안하게 만들어줄 것이다.

물소리·바람소리명상은 야외에서 하면 가장 좋겠지만, 그렇지 못할 경우에는 실내에서 눈을 감고 상상해도 많은 효과를 볼 수 있다.

자연명상의 좋은 점은 세상을 있는 그대로 볼 수 있다는 데 있다. 자신의 감정과 선입견이 가미되지 않은, 있는 그대로의 세상과 자연을 볼 수 있게 해준다. 그를 통해 나와 세상, 자연은 조화롭게 함께 가야 한다는 것을 저절로 일깨우게 된다. 그러면서 몸은 절로 편안해지며, 스트레스는 자연히 완화된다. 또한 가슴의 답답함도 어느새 연기처럼 사라져 무겁던 몸의 통증도 감소된다.

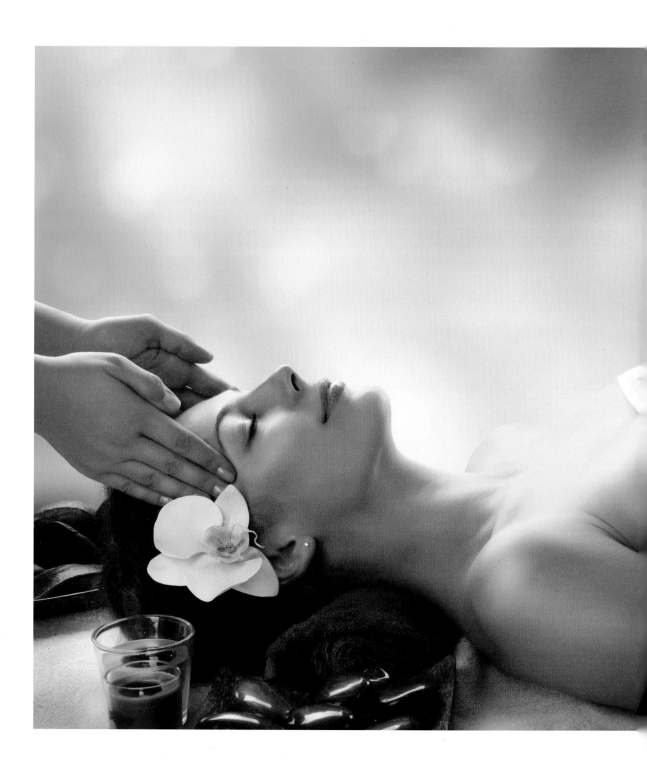

CHAPTER

3

# 마음치유에
# 효과적인 약손요법

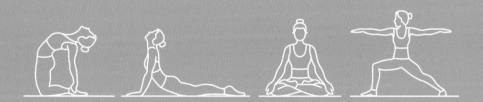

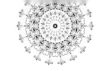

# 01
# 약손요법의 의미

옛날 우리 할머니들은 손자나 손녀가 아플 때 정성스럽게 배를 어루만져주었고, 어머니들 또한 자녀가 아플 때 정성들여 주무르고 어루만져주었다. 이렇듯 정성과 사랑만 있으면 누구나 할 수 있는 것이 약손요법이다.

할머니와 어머니는 인체의 혈 자리와 경락은 몰랐겠지만, 정성과 사랑으로 하는 약손요법 자체로도 치유의 효과가 탁월하다. 이 책에서 다루는 약손요법을 심리적 아픔을 겪고 있는 가족, 친지를 비롯하여 주변인들에게 해주면 받는 사람의 심신이 건강해지고, 행복해하는 모습을 보면서 해주는 사람도 보람과 기쁨을 얻게 될 것이다.

에모토 마사루 박사의《물은 답을 알고 있다》를 보면 물 분자에 사랑의 에너지를 보내면 분자구조가 아름다운 모습으로 변화하고, 부정적 에너지를 보내면 흉한 모습으로 변해버리는 결과가 나온다. 무생물인 물조차도 사랑과 정성을 받으면 변하는 것이다.

우리 인체의 에너지 흐름이 원활해지면 심신이 건강해진다. 몸속에서 에너지 흐름이 깨지고 순환이 이루어지지 못하면 병이 발생하게 된다. 이때 손 또는 손바닥을 활용한 누르기, 주무르기, 두드리기, 쓸어주기 등을 통하여 기혈순환이 이루어지면 심신의 병이 완화되고 치유되는 것이다.

이 책에 나오는 약손요법은 우리나라에서 오래전부터 전통 지압법으로 전해져 내려온 방법들이다. 그중 현대인들이 쉽게 배우고 익혀서 막힌 혈과 경락을 풀어줄 수 있도록 필요한 부분만을 선별하여 구성했다. 약손요법은 마음을 전하는 것으로 아무리 지압하고 누르고, 풀어주더라도 사랑과 정성이 담겨 있지 않다면 그 효과는 일시적이며 성과도 없어진다.

약손요법은 둘이 할 수 있으므로 부부가 함께하면 사랑이 돈독해질 것이고, 부모와 자녀가 함께한다면 사랑과 신뢰가 쌓여 행복한 가정이 될 것이다. 물론 친구나 형제자매가 함께해도 좋다. 전문가가 내담자를 상담, 치유할 때 사용하면 공감·신뢰 형성 등 긍정적인 효과를 기대할 수 있다. 내담자에게 약손요법을 실시한 후에 복식호흡, 바라보기명상, 이완명상을 하게 하면 명상의 효과가 상승하며 심인성 질환을 치유하고, 완화할 수 있다.

## 02
# 약손요법의 효과

약손요법은 인체의 기혈순환과 혈액순환을 원활하게 하여 자연치유력과 면역력을 향상시켜 육체와 마음의 질병을 예방하고 치유한다. 평상시에 약손요법을 하면 피로가 회복되고 만성피로도 예방한다. 특히 많은 현대인들이 고생하고 있는 스트레스로 인한 심인성 질환 완화에 큰 도움을 준다.

### ❶ 혈액순환을 원활하게 한다

인체는 기혈순환과 혈액순환이 원활해야 건강해진다. 현대사회에서는 스트레스뿐만 아니라 과도한 인스턴트식품 섭취 등 더 다양해진 원인으로 인해 혈액순환이나 기혈순환이 원활하지 못한 사람들이 늘고 있다. 이는 만성피로뿐만 아니라 각종 질병이 발생되는 원인이 된다. 약손요법은 막힌 혈, 경락 등에 자극을 주고 풀어주므로 혈액순환의 흐름을 원활하게 도와주는 역할을 해낸다.

## ❷ 긴장을 이완시켜 몸과 마음에 충분한 휴식을 제공한다

사람은 누구나 위험한 순간이나 급박한 순간이 찾아오면 긴장을 하게 된다. 그런 순간 외에는 몸과 마음의 이완이 필요한데, 이완되어 있어야 몸과 마음이 휴식을 취하고, 에너지를 충전할 수 있기 때문이다. 긴장이 습관화되어 있으면 질병이 발생하므로 약손요법으로 긴장을 이완하고 완화시켜야 한다.

## ❸ 스트레스를 해소하고 성인병을 예방한다

스트레스는 성인병과 뇌혈관계 질환을 유발하는 주요 원인이므로 약손요법을 꾸준히 활용하면 스트레스 해소뿐만 아니라 고혈압, 뇌졸중 등 성인병 예방효과도 얻을 수 있다. 뿐만 아니라 약손요법은 신체의 신진대사를 원활하게 해준다.

## ❹ 교감·부교감신경의 밸런스에 도움을 주며 자연치유력을 증가시킨다

교감신경은 흥분과 긴장 속에서 작동하고 부교감신경은 이완과 휴식 속에서 작동한다. 교감신경이 계속 작동하고 각성된다면 자율신경계에 심각한 문제가 발생되어 건강의 이상이 생기기 마련이다. 약손요법은 교감신경과 부교감신경의 균형을 잡고, 자율신경계 기능을 회복시켜주는 데 도움을 준다.

## ❺ 뇌파 이완 효과를 통한 뇌기능 건강과 심신 건강 증진에 도움이 된다

뇌파 역시 이완될 때 두뇌에 산소를 공급하며 휴식을 줄 수 있다. 약손요법은 뇌파를 알파파 상태로 이완시키는 효과가 있다.

**❻ 스트레스로 인한 심인성 질환 증상을 완화, 치유하는 보완요법이다**

약손요법은 스트레스로 인한 불면증, 우울증, 불안증, 강박증, 공황장애 등을 다스리고 안정시키는 데 좋은 역할을 하므로 신경증 완화 및 마음치유에 효과적이다.

# 03
# 약손요법 기본동작

## [ 1 ] 주무르기

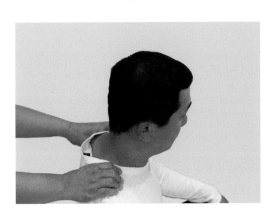

① 손 전체를 활용하여 천천히 압력을 가한다.
② 쥐었다 펴주기를 반복한다.

## [ 2 ] 엄지로 누르기

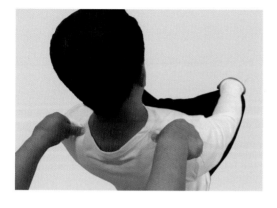

① 엄지로 누를 때는 엄지를 펴고 나머지 손가락을 말아 쥔다.

② 엄지의 중앙으로 지그시 힘을 가한다. 처음부터 세게 누르면 안 되고 천천히 힘의 강도를 높여야 하는데, 뗄 때도 마찬가지로 서서히 떼어준다.

\* 엄지로 누를 때는 사람에 따라 통증을 느끼는 강도가 다르므로 받는 사람의 표정, 느낌을 확인하고 강도를 조절한다.

## [ 3 ] 두드리기

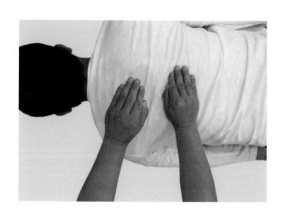

① 손바닥을 오목하게 하여 양손으로 번갈아 두드린다. 손바닥을 펴면 상대방이 아픔을 느낄 수 있으므로 오므려서 해야 한다. 또한 두드릴 때 손목에는 힘을 빼주고, 리듬감 있게 해준다.

\* 등, 어깨에 활용하면 좋다.

## [ 4 ] 흔들어주기

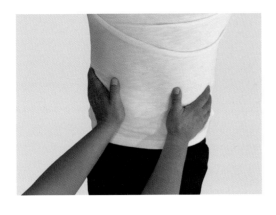

① 손바닥 중심부를 활용하여 흔들어준
다. 복부는 수평으로 흔들어준다.
② 허리 흔들어주기는 사진과 같은 위치
에 손을 위치하고 가볍게 흔들어준다.

| 효과 |

• 흔들어주기는 전신 피로회복과 요추 통증 완화에
효과가 있다.

## [ 5 ] 손 올려놓고 쓸어주기

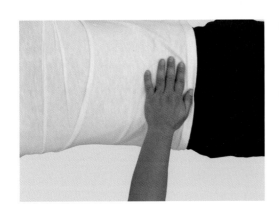

① 손을 올려놓을 때는 손바닥을 펴서 받
는 사람의 가슴, 복부, 허리에 1~2분 정
도 올려놓는다.
② 약 2~3분 동안 쓸어줄 때는 가슴부위
는 위아래로 천천히 부드럽게 쓸어주
고, 허리의 경우에는 수평으로 부드럽
게 쓸어준다.

| 효과 |

• 손바닥을 올려놓기만 해도 상대방과 마음교류가 되
어 받는 사람이 편안하게 이완된다.

* 사전에 내담자에게 약손요법의 효과와 방법을 충분히 설명한다.
* 전염성 질병 내담자는 피한다.

* 수술 직후에는 하지 않는다.
* 이성 간에는 상당한 신중을 요한다.

76

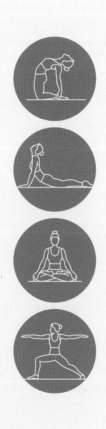

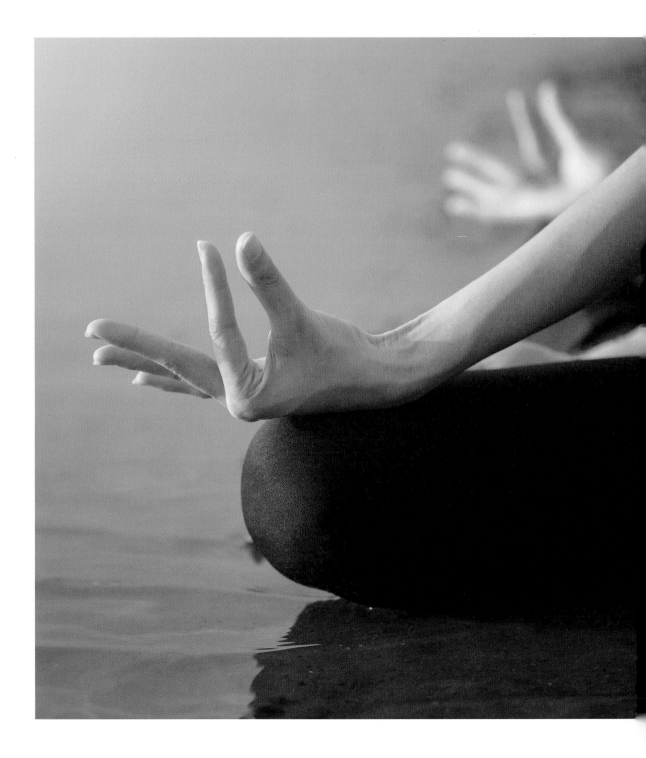

# 마음행복 요가·
# 마음행복 명상·
# 약손요법의 활용법

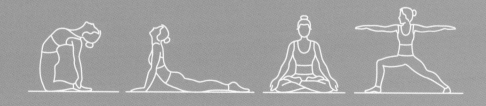

심인성 질환의 효과적인 치유를 위해서는 요가, 명상, 약손요법을 병행하여
적용해야 한다(통합적 적용). 그러므로 4장에서는 심인성 질환을 치유하기
위하여 치유요가, 치유명상, 약손요법을 함께 병행할 수 있도록 구성하였다.
각 증상에 효과적인 치유법을 쉽고 편리하게 통합하여 구성하였으므로 지
속적으로 따라한다면 좋은 효과를 얻을 수 있을 것이다.
가족과 부부의 행복을 위한 요법과 학생들의 집중력 향상에 도움이 되는
과정도 있으므로 독자에게 필요한 부분을 선별하여 실행해주면 삶의 많은
부분에서 도움이 되리라 확신한다.

# 01
# 심인성 질환(스트레스성 질환)에 효과적인 치유법

강박장애, 불안장애, 우울증 등이 심해지면 마음의 상처와 함께 뇌기능 이상이 발생될 수 있으므로 뇌, 마음, 몸을 함께 치유하고 밸런스를 맞춰야 한다. 그러므로 한 가지 요법만을 실시하기보다는 기본요법과 명상을 순서대로 실시하면 더욱 효과적인 치유가 될 수 있다. 여기에 약손요법도 활용하게 되면 최상의 효과를 얻을 수 있다.

증상별 치유 기본요법은 스트레스 해소를 비롯한 신체의 기혈순환, 몸의 좌우 균형, 신진대사 활성화에 효과적인 기혈순환 체조요법, 뇌기능 활성화에 효과적인 뇌 밸런스 체조요법, 교감·부교감신경계의 균형을 유지해주는 자율신경 밸런스요법 동작들로 구성하였다.

단계별 명상요법은 심인성 질환에 효과적인 정적인 명상법과 동적인 명상법을 조화롭게 구성하였는데, 동적인 명상법을 실행할 때에는 웃음, 소리내기를 병행할 것을 당부한다. 움직이면서 소리 지르고 웃는 과정에서 마음의 상처나 슬픔, 고민과 답답함이 정화될 것이다. 정적인 명상법(움직이지 않는 정지자세 명상법)은 심인성 질환으로 고생하는 사람에게는 한계가 있으므로 치유에 필요한 부분만을 적용하고 최소화하였다. 스트레스, 불안, 우울, 분노, 초조함이 있는 상황에서 집중을 요하는 정적인 명상법은 한계가 있기 때문이다. 앞서 잠시 소개한 오쇼 라즈니쉬의 명상법 중 역동적인 명상법이 심인성 질환으로 고생하는 사람들에게 좋은 효과를 나타내는 것도 같은 맥락으로 이해하면 될 것이다.

약손요법을 활용한 다음에는 약손요법을 받은 사람에게 10~15분 정도 이완명상, 또는 바라보기명상을 할 수 있도록 유도해야 한다. 약손요법을 마치고 나면 받은 사람의 심신이 안정되고 긴장이 이완되어 명상하기 좋은 상태가 되기 때문이다.

본장에서 소개되는 기본요법과 명상요법을 주 3회 이상, 1회에 20~30분 꾸준히 실행하면, 2~3주 정도 경과한 후에는 몸 상태는 물론 긍정적으로 마음이 변하는 경험을 하게 될 것이다.

＊ 각 증상별로 치유 기본요법을 할 때 호흡과 함께하면 더욱 효과적이다. 다만 고혈압 증상이 있다면 호흡은 무시하고 동작만 할 것을 당부한다.

## [ 1 ] 불면증

심신의 상태와 관계없이 잠들기 힘들고, 잠이 들어도 충분한 숙면을 취하는 것에 어려움을 겪는다. 수면이 부족하여 일상생활에 불편을 주고 삶에 대한 좌절감, 의욕상실과 만성피로의 반복현상으로 인하여 심한 육체적, 정신적 고통을 호소한다.

불면증은 규칙적이지 못한 수면습관, 흡연, 과도한 음주 등이 원인이 되기도 한다. 환경적 요인으로는 인터넷, SNS 중독과 주변에서 발생하는 소음현상 등이 있다. 심리적으로는 업무상의 스트레스, 원만치 못한 대인관계에서 오는 스트레스나 신경과민으로 불면이 야기되기도 한다.

불면증을 치료하기 위해서는 수면유도제 사용과 불면장애 요인에 대한 제거 노력, 그리고 지지적인 정신요법이나 인지행동치료가 도움이 된다.

불면증으로 고생하는 사람들은 대부분 '지금 잠을 자야 하는데 날이 새면 어떻게 하나' 걱정하고 근심한다. 일종의 수면·불면에 대한 강박증이다. 수면에 대한 걱정과 근심 가득한 상황에서 잠자리에 들게 되면 '어서 자야 되는데'라는 생각에 끊임없이 사로잡히게 된다. 그러나 그러면 그럴수록 잠은 점점 더 달아나고, 불면에 대한 걱정만 점점 더 커지고 만다. 그게 더 악화되면, 밤에 잠들 때뿐만 아니라 낮에 활동할 때도 부정적 생각에 휩싸이게 되어 우울함이나 불안감까지 가중된다.

물론 수면유도제 같은 약을 복용하면 한동안 도움을 받을 수 있다. 그러나 불면증 환자들은 '장기간에 걸쳐 약물 복용을 하다 보면 약에 대한 내성이 생기거나 습관화되지 않을까' 우려한다. 전문의가 처방해준 것이라 신뢰는 하겠지만, 그 우려는 쉽게 가시지 않는다.

자연의학적 관점에서 볼 때 불면증은 개인의 내·외면적 원인으로 인해 심신의 에너지 밸런스에 불균형이 생겨 발생한다. 다른 말로 하면 인체의 기혈순환이 원활하지 못해 기 에너지가 머리로 쏠려 발생되는 것이다. 그래서 자연의학에서는 근본적으로 불면증을 치유하기 위해서는 배를 따뜻하게 해줘서 기혈순환이 원활해지게 하고, 그에 따라 몸과 마음의 이완을 얻게 하고 있다. 말하자면 우리의 자율신경인 교감신경과 부교감신경의 균형이 이루어져 자연스럽게 수면을 돕는다는 이치다.

불면증에 시달리는 환자가 병·의원을 찾아가면, 의사들은 대개 생활습관이나 수면습관을 바꾸고, 카페인이 든 음료를 자제하고 스트레스를 받지 말아야 한다는 처방을 내린다. 환자는 나름대로 의사의 지시나 충고에 따라 실천도 해보지만, 이렇다 할 효과를 보지 못해 어쩔 수 없이 약물복용을 계속해야만 하는 경우도 적지 않다. 최면술이나 한약, 인지행동치료라는 것까지 받았으나 뚜렷한 호전을 보지 못한 환자들도 있다. 이런 경우에는 불면증 그 자체보다 근본적 원인을 찾지 못해서일 수도 있고, 불면증이 다른 정신적 질환에 따른 부가적 증상일 수도 있다. 이런 환자는 가급적 정신의학 전문의를 찾아가 적정 치료를 받음이 바람직하다.

## ❗ 불면증 사례

20대 후반에 대학원을 졸업한 P씨는 현재 취업준비 중이다. 말 그대로 취업을 위해 준비해야 하지만 불면증이 심해서 공부에 집중도 안 되고 하루 종일 피곤하면서 멍하다고 힘들어했다. 또 삶에 대한 의욕이 사라지는 것이 걱정이 되고 앞으로 자신의 미래도 불안하다며 호소했다. 불면증이 악화된 지는 1년이 넘었고, 전문기관 치료를 비롯하여 해보지 않은 민간요법이 없다고 했다. 그래도 잠자려고 누우면 낮에 있었던 일이나 안 좋았던 일, 며칠 전 있었던 일 등 잡념이 떠올라 잠을 이루기가 어렵고, 때로는 새벽까지 잠을 이루지 못할 때가 있다고 했다. 깊은 잠을 이루지 못해 잠을 자더라도 자주 깨고, 잠자는 것이 고통스러워 수면제 없이는 잠을 이룰 수가 없다고도 말했다. 또 그는 점점 수면제 양이 늘어나고, 약 없이는 잠들지 못하는 처지가 된 자신을 한탄했다. 그러다 심각해진 불면증을 조금이라도 해소하고 싶어 내방하게 되었다고 했다.

저자는 P씨에게 우선 병원치료는 계속 받으면서 명상요법을 해보자고 권유했고, 상담 후 불면증에 효과적인 약손요법을 해주었다. 배 쓸어주기, 목, 경추 주무르기와 풀어주기, 발 밟아주기를 20분 정도 한 후에 누운 상태에서 이완명상을 하도록 했다. P씨는 그동안 민감한 각성상태가 지속되어 왔기에 이완상태를 유지해줄 필요가 있었다. 즉 교감신경을 이완시켜주고 부교감신경을 활성화시켜서 자율신경계 밸런스를 맞춰주면 실효를 얻을 수 있으므로, 불면증 치유의 기본요법과 단계별 명상요법을 알려주었다. 병원치료도 병행하고 있으니 센터에는 주 1회 와서 몸과 마음의 상태를 점검받고 상담하는 것으로 정하고, 명상요법은 집에서도 틈날 때마다 하도록 권유했다.

보름 후에 P씨가 센터를 재방문했을 때는 예전보다 좀 더 잘 수 있어 좋고, 덕분에 피로감이 줄었다고 했다. 또 공부할 때 집중력도 한층 높아져서 생활에 탄력을 받는 것 같다고 말했다.

그는 평상시 시간날 때마다 불면증 치유를 위한 기본요법을 틈틈이 해주고 집에서는 수승화강요법, 하체에너지순환요법을 순서대로 하면서 소리 내거나 웃는 것을 병행했다고 한다. 수승화강요법을 하면 머리가 시원해지고 몸이 가벼워지는 것 같으며, 변비도 사라지고 소화도 잘되니 생활이 즐거워져서 매일 거르지 않고 한다고 하였다. 또 잘 때는 누워서 발끝 자극을 50회 정도 반복한 후 족심호흡명상법을 했다고 했다. 물론 처음 2~3일은 과연 효과가 있을까 걱정하다 보니 잘 안되었는데, 잠이 안 오면 '명상을 하면서 날밤을 새우자'고 마음먹고 족심호흡명상을 실시했더니 하다가 잠이 드는 경우가 점점 늘어났다고 하였다. 그러면서 잠깐 자다 깨어도 잠을 잤다는 사실에 기분이 좋아지고, 컨디션도 좋아졌다고 하였다.

그동안 했던 걱정을 던져버리고 그냥 '새벽까지 어차피 잠들지 못할 거라면 차라리 명상이나 하자'고 마음먹었더니 그 다음부터는 명상을 하다가 어느 순간 잠이 들고 아침에 일어나면 개운하고 덜 피곤해서 예전보다 집중도 잘된다는 것이었다.

그는 불면증을 완치한 것도, 아직 완전한 숙면을 취하는 것도 아니지만 예전보다 훨씬 좋아졌기에 명상요법을 신뢰하게 되었고, 앞으로 생활화하여 불면증을 치유하고 공부에도 활용하겠다는 강한 의지를 보였다.

P씨는 불면증을 치유하는 방법으로 명상요법을 제대로 활용했고, 효과를 얻었다. 불면증의 가장 큰 원인 중 하나인 '잠을 못자면 어떡하지' 하는 고민을 떨쳐버리는 방법을 찾은 것이고, 기본요법과 단계별 명상요법을 자신의 몸과 여건에 맞게 적절하게 배분하고 거듭 실천한 것이 효과로 나타난 것이다. 처음에 그는 잠자기 전에 복식호흡명상을 했으나 자신에게는 족심호흡명상이 더 적합하고 편안하게 할 수 있었다고 하니, 독자들도 이와 같이 자신에게 잘 맞는 명상법, 호흡법을 찾는 것이 중요하다.

## | 불면증 치유 기본요법 |

### ● 어깨 이완하기(양쪽 어깨 돌려주기)

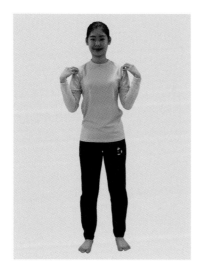

① 양손을 어깨 위에 올려놓는다.

② 마음을 편안하게 하고 어깨에 힘을 뺀다.

③ 팔꿈치로 큰 원을 그린다는 생각으로 크게 원을 그려준다.

④ 원을 크게 3회 정도 돌리고 반대로 3회 돌려준다.

| 효과 |

• 어깨근육, 견갑골과 견정혈을 이완시키고 풀어준다.

### ● 경추 이완하기(머리 옆으로 당겨주기)

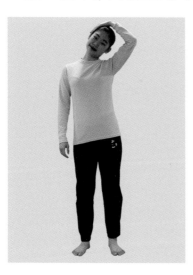

① 왼손을 머리 위에 올려준다.

② 편안하게 숨을 들이마시고 내쉬면서 최대한 당겨준 후, 원상태로 돌아온다.

③ 반대쪽도 같은 방법으로 해준다.

④ ①~③을 4회 반복한다.

| 효과 |

• 목근육과 경추가 이완된다.

• 경동맥에 자극을 주어 뇌에 산소공급을 원활히 한다.

＊ 고혈압이 있는 사람은 호흡에 의식을 두지 않고 동작만 실시한다.

## ● 척추 균형 잡아주기(양손 정면 뻗어 좌우로 돌려주기)

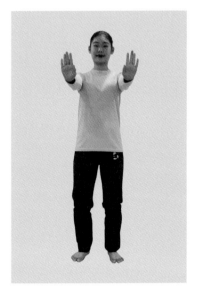

① 무릎을 15° 이상 굽혀주고 양손을 앞으로 뻗되 손바닥은 수직이 되도록 펴서 최대한 당겨준다. 이때 손가락에도 힘을 준다.

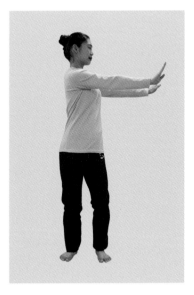

② 숨을 들이마시면서 천천히 왼쪽으로 돌려주고, 내쉬면서 원상태로 돌아온다. 반대쪽도 같은 방법으로 해준다.
③ ①~②를 4회 반복한다.

| 효과 |

• 허리를 유연하고 튼튼하게 만든다.

• 척추기능을 강화시킨다.

• 손끝에 자극을 주어 말초신경 에너지가 활성화되며 몸에 활력이 넘친다.

＊ 고혈압이 있는 사람은 호흡에 의식을 두지 않고 동작만 실시한다.

## ● 담경 이완하기(양손 옆으로 뻗어 좌우로 숙이기)

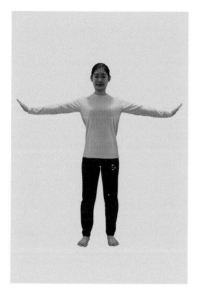

① 다리를 어깨 넓이로 벌린다.
② 두 손을 양옆으로 뻗어주고 손바닥을 최대한 세워준다. 이때 손가락에도 힘을 준다.

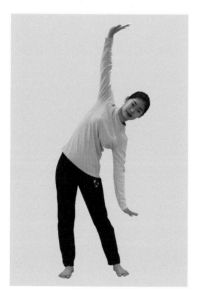

③ 숨을 들이마시면서 최대한 옆으로 숙인다. 숨을 내쉬면서 원상태로 돌아온다.
④ 반대로 해주며, 4회 반복해준다.

| 효과 |

• 옆구리가 이완되고 담경이 활성화된다.

• 상체의 기혈이 순환된다.

＊ 고혈압이 있는 사람은 호흡에 의식을 두지 않고 동작만 실시한다.

● 어깨·허리 이완·강화하기(양손 등 뒤 깍지 끼고 앞으로 숙이기) ─────

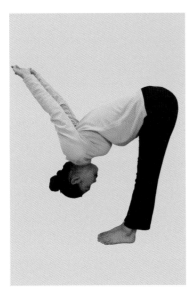

① 똑바로 선 자세에서 양다리는 붙여주고 무릎은 펴
   준다.
② 양손을 뒤로 깍지 끼고, 숨을 들이마신다.
③ 내쉬면서 앞으로 최대한 앞으로 숙여준다.
④ 천천히 원상태로 돌아온다.

| 효과 |

• 어깨근육, 허리, 허벅지, 오금 부분의 뭉친 근육을 풀어주고 하체 에너
  지를 순환한다.
• 대장, 위장 등을 자극하여 기능을 활성화한다.

# | 불면증 치유에 효과적인 명상요법 |

## ● 1단계 수승화강요법(하단전 강화 두드리기)

수승화강이란 머리는 시원하게 하고 아랫배는 따뜻하게 한다는 원리로, 상·하체의 기혈순환과
신진대사가 활성화되어 자연치유력과 면역력이 향상되는 과정을 말한다.

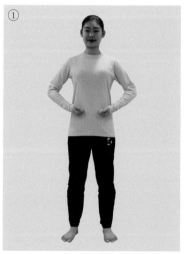

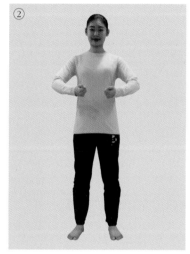

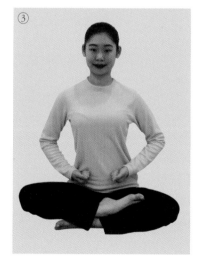

① 편안하게 선 자세 또는 앉은 자세에서 실시한다.

② 양 주먹을 가볍게 쥐고 배꼽 주변을 가볍게 두드린다.

③ 가볍게 두드리면서 무릎에 약간의 반동과 리듬을 실
어서 해준다.

| 효과 |

- 아랫배를 따뜻하게 하고, 머리를 시원하고 맑게 만든다.
- 대장, 위장, 간기능과 소화기능을 개선한다.
- 변비, 숙변 해소에 좋다.
- 고혈압을 완화한다.

＊ 식사 후 최소 40분이 지난 후에 실시한다.
＊ 임산부는 하지 않는다.
＊ 노약자는 가볍게 마사지하듯이 두드려준다.

## ● 2단계 하체 에너지순환요법(양발 부딪치기)

2단계 역시 1단계와 마찬가지로 수백 년 전부터 선체조의 수행법으로 널리 알려져 온 요법으로, 오늘날에는 명상센터 등에서 널리 활용되고 있다.

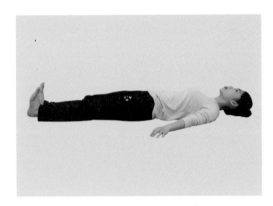

① 5~15분 정도 양발을 곧게 뻗은 상태에서 발뒤꿈치를 붙이고 좌우로 움직여 엄지 발가락을 부딪치는 과정을 반복한다.

| 효과 |

- 하체 기혈순환 효과가 있다.
- 고관절을 이완시킨다.
- 고혈압 등 혈압조절 효과가 있다.
- 활력 향상에 좋다.

## ● 3단계 발끝 자극요법(발끝 구부렸다 펴기)

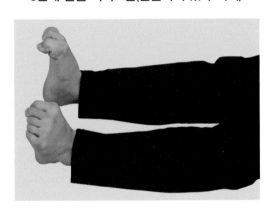

① 편안하게 누운 상태에서 발가락 모두 구부렸다 펴기를 30~50회 이상 반복한다.

| 효과 |

- 발 자극은 말초신경계를 자극하므로 기혈순환과 면역력 향상에 효과가 있다.
- 머리, 상체에 몰린 에너지를 하체로 끌어내린다.
- 머리는 시원하고 발은 따뜻해진다.

## ● 4단계 누운 자세명상

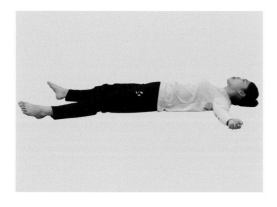

① 편안하게 누운 상태에서 복식호흡명상이나 이완명상을 해준다.

② 복식호흡, 이완명상이 불편하면 족심호흡명상으로 변경하여 해주면 효과를 얻을 수 있다.

| 효과 |

• 누운 자세는 심신의 긴장을 풀어주고 견갑골, 팔꿈치, 손목 및 무릎 관절 등을 편안하게 이완시켜준다.

＊ 앉은 자세 또는 무릎 관절이 불편할 경우 누운 자세명상을 해주는 게 좋다.

＊ 족심호흡명상
• 숨을 들이마실 때는 편안하게 들이마시고 내쉴 때는 발바닥에 의식을 두고 호흡을 내쉰다. 내쉴 때는 근심이나 걱정도 함께 내보낸다고 상상한다.

＊ 족심호흡명상의 효과
• 에너지를 발쪽으로 끌어내려 하체가 따뜻해진다.
• 호흡을 내쉬면서 근심, 걱정이 빠져나간다고 생각하고 의식을 발쪽에 두면, 머리가 시원해지며 기혈순환이 잘 되는 두한족열의 효과가 나타난다.

### 불면증 치유명상요법 정리

• 기본요법을 마친 후 4단계의 명상요법을 순서대로 실행한다.
• 1단계 수승화강요법(5~15분) : 1, 2단계에서는 소리내기 또는 웃기를 병행하면서 실행하면 스트레스와 답답함을 해소하는 데 빠른 효과가 나타난다.
• 2단계 하체 에너지순환요법(5~15분) : 처음에는 종아리나 허벅지가 아프고 당길 수 있으나 천천히 시간을 늘려나간다.
• 3단계 발끝 자극요법(30~50회) : 누운 자세에서 편안하게 발가락 끝을 구부렸다 펴기를 발가락의 느낌을 느끼면서 천천히 반복한다.
• 4단계 누운 자세명상(5분~15분) : 누운 자세명상을 실행할 때는 바라보기명상, 이완명상, 복식호흡을 선별하여 실행한다. 또는 족심호흡을 해준다.

＊ 바라보기명상, 이완명상, 복식호흡명상, 족심호흡명상을 한 번씩 실시해보고 자신에게 가장 잘 맞는 명상법을 선별하여 지속해야 한다.

# | 불면증 치유에 효과적인 약손요법 |

## ● 배 쓸어주고 주무르기

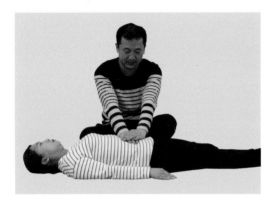

① 약손요법을 받는 사람은 편안하게 누워서 몸을 이완한다.
② 도움을 주는 사람은 양손을 받는 사람의 배 중앙에 얹고 받는 사람이 건강해지는 것을 상상한다.
③ 양손에 약간의 힘을 가하면서 배를 천천히 2~3분 흔들어준 다음, 원을 그리듯이 5~10회 쓸어준다.
④ 5~10분간 손가락을 모두 사용하여 배를 천천히 주물러준 후(풍선을 주무르듯이 주무른다) 손바닥 앞쪽과 뒤쪽부분을 적절히 활용하여 수평으로 밀고 당겨준다.

## ● 엄지로 누르기

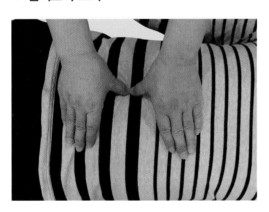

⑤ 양 엄지손가락을 이용하여 천천히 배 주변을 지그시 눌러준다.
⑥ ③~⑤를 순서대로 반복한다.

＊ 두 약손요법을 실시한 후에는 뇌파가 안정되고 심신이 편안한 상태가 되므로 누워있는 상태에서 이완명상, 바라보기명상을 실시하면 효과적이다.
＊ 임산부에게는 실시하지 않는다.
＊ 배 쓸어주고 주무르기는 식사 후 1시간 정도 지난 후에 실시한다.

94

## | 불면증 치유에 효과적인 기타요법 |

발 밟아주기는 약손요법과는 거리가 멀지만, 효과가 높아 추가하였다. 가능하면 배 쓸어주고 주무르기, 발 밟아주기 순으로 해주는 것을 권장한다.

### ● 발 밟아주기

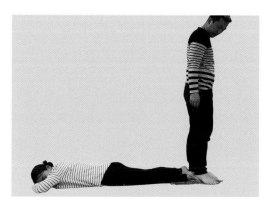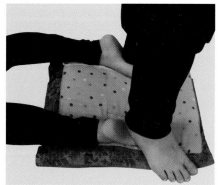

① 누워있는 사람 발아래에 반드시 방석 등 푹신한 완충제를 깔아준다.

② 발바닥을 지그시 밟아준다. 이때 누워있는 사람의 반응을 살피면서 밟아준다.

| 효과 |

· 배꼽 주변으로 천추, 신철, 관원, 음교, 대리 등의 혈 자리가 집중되어 있어서 장기능 활성화와 기혈순환에 도움이 된다.

· 변비, 불면증 개선 효과가 있다.

· 발 밟아주기기는 흥분을 가라앉히고 심신의 피로를 풀어준다.

· 머리로 쏠린 에너지를 발쪽으로 끌어내려 혈액순환에 도움이 되고 궁극적으로 수승화강이 된다.

· 특히 발 중앙에는 용천혈 등이 위치하여 발바닥을 정성스럽게 밟아주면 몸에 힘이 솟아난다.

## [ 2 ] 우울증

우울증은 우리 사회에서 가장 흔한 질환 가운데 하나다. 그럼에도 질환에 대한 이해 부족으로 가장 많이 방치되기도 한다.

우울증은 우울한 정서, 부정적 생각이 지배적이고, 의욕상실이나 수면장애, 다소의 불안감이 동반된다는 특징이 있다. 우울증에 걸리면 식욕부진이나 피로감을 느끼기도 한다. 슬픔, 좌절, 공허감, 고독감, 자기비하 및 비관적인 생각에 사로잡혀 있어서 자아존중감이 현저히 낮아지는 문제점도 동반된다. 그 결과, 개인의 정서적, 가정적, 사회적 역량과 능력은 현저히 저하되고, 대인관계 및 사회생활을 매우 어렵게 만들게 된다.

흔히 우울증을 '심리적 감기'라고 말하는데, 감기도 초기에 치료하지 않으면 심각한 폐렴 등으로 진행되는 것처럼, 우울증 또한 초기에 발견하여 치유하는 것이 매우 중요하다. 우울증의 치료로는 각종 항우울제와 더불어 항불안제의 사용, 정신요법, 명상요법 내지 인지치료를 병행하는 것이 바람직하다고 알려져 있다.

우울증은 누구에게나 올 수 있는 질환이다. 연세대학교 정신의학과에서 실시한 역학조사의 결과에 따르면, 우리나라 국민 가운데 평생 유병률은 40%에 이른다. 일생에 걸쳐 인구 10명 가운데 4명은 우울증을 겪는다는 이야기다. 물론 증상의 정도는 사람마다 다르겠지만 경증의 우울증이 가장 흔하고, 그 다음으로 심한 증상인 주요 우울증이 많다. 정신병적 우울증도 있다. 조울증에서 겪는 우울증도 매우 심각한 질환이다. 전 세계 의학계에서 극단적인 선택을 하는 자살의 큰 원인으로 우울증을 꼽고 있기도 하다.

강박증, 불안장애 등은 고통을 겪는 당사자가 고치려는 의지가 강한 반면에 우울증은 증상이 깊어지면 자포자기, 상실감, 좌절, 포기하는 경향이 높아 치료에 대한 권유나 설득이 필요한 경우가 많다. 반드시 주변의 도움이 필요한데, 특히 가족이 주의 깊은 관심을 갖는 것이 필수적이다.

우울증 환자의 가족들은 흔히 병원에 함께 다녔다는 것만으로 자신의 의무를 다했다고 생각하는 경우가 많다. 그런데 우울증 환자는 겉보기와 달리 심각한 인지왜곡을 겪고 있다는 점을 잊지 말아야 한다. 더 쉽게 말하자면 그들은 오해를 잘하는 편이다. 내면에 말하기 어려운 상당한 상실감 내지 섭섭함을 담아두고 지내는 일이 많기 때문에 켜켜이 쌓아둔 억압된 분노의 감정으로 인해 바른 생각으로 인도되지 못한다. 그러니 가족들은 평소 환자가 자기 생각이나 감정을 말로 표현하도록 격려해주는 일이 중요하다는 것을 숙지할 필요가 있다.

격려와 사랑의 표현법은 다양하다. 그중 한 방편으로 약손요법 등의 스킨십을 해주는 것도 좋겠다. 약손요법 같은 마사지는 우울증 환자에게 자신이 가족에게서 관심을 받고 있다는 안도감과 함께 가족애를 느끼게끔 하는 좋은 방편이 될 것이다. 이렇게 사랑이 전달되면 스스로 회복해야겠다는 의지가 생기는 계기를 마련할 수 있다. 또한 가족들은 우울증 환자의 마음을 끈기있게 살펴봐야 한다. 가령 우울증 당사자는 외롭다, 힘들다며 자책하는 경향이 많다. 그래서 '만일 내가 없어져도 가족들은 날 찾지 않겠지', '내가 사라지면 모든 것이 행복해지겠지', '내가 없어지면 모든 고통은 사라질 거야'라는 왜곡된 인지 또는 공상들을 품곤 한다. 이런 환자들은 치료에 대한 동기가 결여되어 있다. 말할 것도 없이 이런 증상들은 곧장 정신과적 치료를 받아야 한다는 암시다.

　　취업을 준비하는 24세 J양은 내성적인 성격으로, 어머니, 언니와 살고 있었다. 어느 날 친한 친구의 권유로 사업설명회에 참석했는데, 시간이 좀 지나서야 그것이 불법 다단계 설명회라는 것을 알았다. 하지만 도중에 뿌리치고 나오기는 불가능한 상황이 되었고, 결국 그는 신용불량자로 전락하게 되었다. 친구를 잃고 얻게 된 빚은 직장을 다니던 언니가 알고 적금까지 해약해서 갚아줬다고 한다.

　　J양은 돈을 날려버린 것보다 친한 친구의 배신으로 인한 마음의 상처가 컸다. 또 사회에 대한 실망, 삶에 대한 의욕상실과 자괴감으로 침울한 상태가 계속되어 대화도 단절된 상황이었다. 게다가 그 상처로 심각한 우울증이 생겨 병원에서 치료를 받던 중에 무엇인가 활동적인 것이 필요하다는 의사의 권유를 받아 친언니가 센터에 데리고 오게 된 것이었다. J양은 치유 프로그램에 관심이 없는 상태였으나 언니가 함께 한 달이라도 다녀볼 것을 권유하자 승낙했다. 이후로는 주 2~3회씩 언니가 동생을 데리고 함께 왔다.

　　센터에서는 기본요법을 하는 동시에 J양에게 농담도 건네면서 편안하게 진행했다. 언니도 옆에서 말도 많이 걸고 함께 노력해줬다. 기본요법을 할 때의 원칙은 호흡과 동작에 집중하는 것이지만, 우울증이 심각한 J양의 의지가 없었기에 관심을 유도하기 위해 대화를 하면서 동작을 하도록 권유하였다. 명상요법 시 상·하체 진동요법, 상체 에너지순환요법 등을 할 때에도 경쾌한 음악을 들려주며 언니가 동생에게 대화를 많이 하도록 주문했다. 단계별 명상요법을 마치고 언니에게는 우울증에 효과적인 약손요법을 알려주며 직접 동생에게 해줄 것을 권유했다. 언니는 직접 어깨 주무르기, 등 두드리기, 신장 두드리고 쓸어주기를 동생에게 해주었다. 우울증 환자에게는 정적인 명상요법인 바라보기명상, 이완명상 등은 실시하지 않는 것이 좋기 때문에 동적인 명상요법을 실시했다.

처음 한두 번은 J양에게서 큰 반응이 없었으나 3회 차부터는 언니의 노력과 정성으로 반응을 보이고 웃음을 보이기 시작했다. 언니의 부지런함과 사랑으로 J양도 점점 능동적으로 치유 프로그램에 참여했고 활력을 찾기 시작했다. 7회 차를 마치고 자매가 함께 상담할 땐 언니는 시종일관 웃음으로, J양도 웃음을 보이며 상담에 임했다.

J양의 언니는 센터에 오지 못하는 날에는 배운 대로 경쾌한 음악을 틀고 서로 마주본 다음, 이야기하면서 기본요법과 단계별 명상요법을 했다고 했다. 그렇게 하고 나면 몸과 마음이 가볍고 스트레스가 모두 날아가버리는 느낌이 들었다고 한다. 마무리는 약손요법을 10분 정도 꼭 해주고 마쳤다고도 했다. 그러자 이번에는 J양이 이야기하기 시작했다. 저번 주에 명상요법을 마치고 언니가 자신의 어깨 등을 주무르고 두드려주고 쓸어주는데, 자신도 모르게 눈물이 쏟아져서 언니에게 안겨서 한참을 울었다는 것이다. 그동안은 혼자라고 생각했던 것과 달리 자신에게는 엄마와 언니가 있다는 사실을 깨달았다고 했다. 엄마와 언니에게 부담이나 짐이 되기 싫어서 나쁜 생각도 했었는데, 언니가 사랑과 정성으로 자기를 대해주니 함께 살고 싶다는 간절한 마음이 생겼다고 했다. 그날 언니와 한참을 울고 웃었다고도 말했다. 언니의 사랑과 정성으로 J양은 위험한 고비를 잘 넘기게 된 것이다.

기본요법과 단계별 명상요법은 호흡에 집중하고 자기 자신의 몸과 마음을 느끼면서 하는 것이 좋으나 사례의 J양처럼 우울증의 경우는 예외적으로 함께 이야기하고 즐겁게 하는 것이 더욱 효과적이다. 신경증으로 고생하는 사람에게 약손요법은 몸과 마음을 이완시키는 효과를 나타내는데, 우울증 환자에게 사랑과 정성이 들어간 약손요법을 실행해주면 그 무엇보다 큰 효과를 보여준다.

　　우울증을 앓으면 자신이 혼자라는 생각으로 스스로 파놓은 외로움의 늪에 점점 깊이 빠져들고, 자신이 가장 불행하다는 생각에 집착하는 경향이 있다. 때로는 가족들의 위로와 사랑이 위선으로 느껴지기도 하고, 본인이 세상을 떠나면 곧 자기를 잊어버리고 행복하게 살 거라는 위험한 생각을 많이 하기도 한다. 현재의 외로움과 고통은 자신이 없어지는 순간 사라질 것이라는 엉뚱한 생각에 사로잡히는 경우도 있다.

　　만일 가족 중에 우울증으로 고생하는 사람이 있다면 가족과 주변의 헌신적인 노력이 필요하다. 당신은 혼자가 아니고 사랑하는 사람이 항상 함께한다는 믿음을 주어야 한다. 또한 증세가 조금 호전되었다고 해서 방심하면 절대로 안 된다. 사례 속 J양의 언니에게도 당분간 좀 더 병원치료를 하면서 명상요법과 약손요법을 계속할 것을 권유했다.

## | 우울증 치유 기본요법 |

● 견갑골·팔꿈치관절·손목관절 유연화하기(양손 깍지 끼고 돌리기) 1 —————

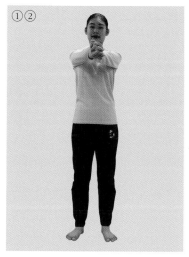
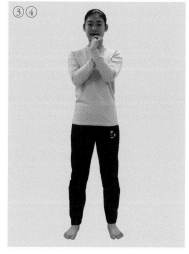
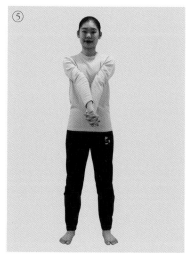

① 허리를 바로 펴고 시선은 정면을 향한다.

② 양손을 어깨 넓이로 벌린 상태에서 최대한 앞으로 펴 준다. 손등을 마주보게 한다.

③ 오른손을 왼손에 깍지 껴서 잡아준다. 이때 손이 풀 리지 않도록 꼭 잡아준다.

④ 손을 회전시켜서 양손이 코앞까지 오도록 만든다.

⑤ 손을 꼭 잡은 상태로 아래로 쭉 뻗어준다.

⑥ 두 번씩 총 4회 반복한다.

| 효과 |

• 어깨와 팔꿈치관절, 손목관절이 부드러워지고 유연해진다.

• 어깨 주변 근육을 이완시켜 오십견 등을 예방하고 뇌 기혈순환에 도움 을 준다.

＊ 무리하게 손을 펴주지 않도록 한다.

● 견갑골·팔꿈치관절·손목관절·유연화하기(양손 옆으로 뻗어 틀어주기) 2

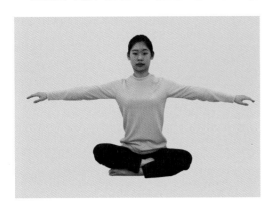

① 편안하게 자리에 앉는다.

② 손을 양쪽으로 최대한 뻗어준다.

③ 왼손과 오른손을 회전시켜서 최대한 틀
    어준다.

④ 4회 반복한다.

| 효과 |

• 어깨와 팔꿈치관절, 손목관절이 부드러워지고 유연
  해진다.

• 특히 어깨와 견갑골 혈액순환에 도움을 준다.

● 요추·방광경락 탄력성 회복하기(양손 모아 앞으로 숙이기)

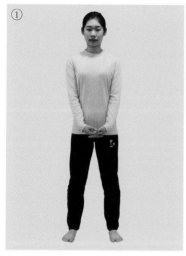

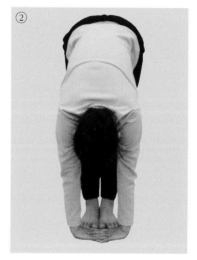

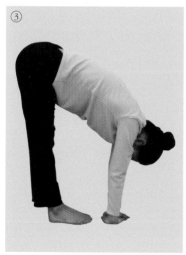

① 정면을 향하여 선 후 천천히 다리를 모으고, 양손을 깍지 낀 다음, 숨을 편안하게 들이마신다.

② 숨을 내쉬면서 허리를 숙여 손바닥이 바닥에 닿게 한다.

③ 무릎을 곧게 펴주고, 호흡을 편안하게 한다.

④ 천천히 허리를 펴주고 원상태로 돌아온다. 3회 반복한다.

| 효과 |

• 신진대사를 활성화시켜 피로회복과 요추 탄력성을 강화하는 데 효과적이다.

• 방광경락을 활성화시켜 온몸의 에너지순환을 돕고, 신장기능을 활성화한다.

\* 고혈압이 있는 사람은 호흡을 의식하지 말고 동작만 실시한다.

● 허리·하체 유연성 기르기(양손 뒤로 뻗어 양발 잡고 당겨주기)

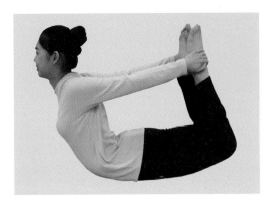

① 편안하게 엎드린 후 양손으로 발목을 감아준다.

② 숨을 들이마시고 난 후 멈추고 발목을 당겨준다. 이때 상체를 최대한 들어준다.

③ 숨을 내쉬면서 천천히 원상태로 놀아온다.

④ 3회 반복한다.

| 효과 |

• 어깨, 허리, 하체의 탄력성과 유연성을 회복한다.

• 소화기 및 장기기능을 강화한다.

• 심신 안정의 효과가 있다.

＊ 허리 디스크 환자는 하지 않는다.

# | 우울증 치유에 효과적인 명상요법 |

## ● 1단계 상·하체 진동요법(상·하체 위아래로 흔들어주기) ──────

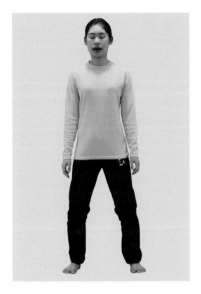

① 온몸에 힘을 뺀 다음 무릎을 15° 이상 굽혀주고 펴주는 동작을 반복한다.

② 어깨에 힘을 빼고 이완시킨다. 마음으로 푸른 초원을 달려간다는 상상을 해도 좋다.

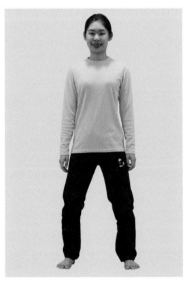

③ 5~15분 정도 몸 상태에 알맞게 해준다.

| 효과 |

• 전신의 긴장이 완화된다.

• 몸을 빠르게 흔들면 스트레스 해소에 도움이 된다.

## ● 2단계 상체 에너지순환요법(상체 두드리기)

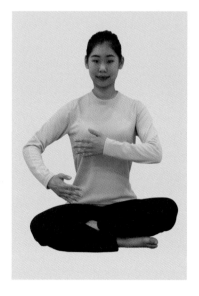

① 편안하게 앉은 상태에서(혹은 선 상태에서) 양손을 이용하여 머리, 어깨, 팔, 가슴, 옆구리, 배 등을 5~15분 정도 가볍게 리듬을 타면서 두드려준다.
② 순서에 상관없이 상체 전체를 골고루 두드려도 좋다.

| 효과 |

· 상체 에너지가 순환된다.
· 림프순환을 원활하게 도와 몸과 마음의 활력과 면역력이 증강된다.

## ● 3단계 경추·흉추·요추기능 강화요법(양손 무릎 감싸고 구르기)

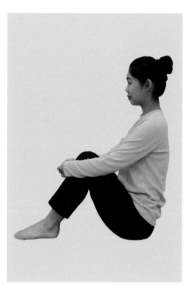

① 양손으로 양무릎 또는 양다리를 잡아준다.

계속 ➡

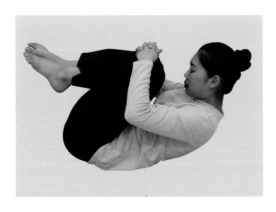

② 몸을 앞뒤로 굴려준다.

③ 10회 이상 반복한다.

| 효과 |

- 경추, 흉추, 요추를 이완시켜 척추를 부드럽게 강화
  시킨다.
- 척추를 교정해준다.
- 자율신경기능 개선에 효과적이다.

## 우울증 치유명상요법 정리

- 기본요법을 마친 후 단계별 명상요법을 실행한다.
- 1단계 상·하체 진동요법(5~15분)
- 2단계 상체 에너지순환요법(5~15분)
- 3단계 경추·흉추·요추기능 강화요법(10~30회)

＊ 명상요법을 실행하면서 소리 지르기 또는 웃음을 병행하면 효과적이다.

＊ 우울증으로 고생하는 사람은 소극적이고 자신감이 결여되어 있으며, 스스로를 비난하는 등 부정적 에너지가 내면에 쌓여있다. 그러므로 소리치기를 통하여 자신감 향상과 더불어 내면의 부정적 에너지를 방출해야 한다.

＊ 웃음은 억지웃음이라도 엔도르핀, 세로토닌을 분비한다. 즉 긍정적 마인드 형성과 삶에 의욕을 증진시키는 효과가 있다.

＊ 단계별로 실행하면서 경쾌하고 즐거운 음악을 들으면 효과가 더욱 향상된다.

＊ 우울증 환자에게는 정적인 명상요법(바라보기명상, 이완명상)은 실행하지 않는 편이 좋다.

## | 우울증 치유에 효과적인 약손요법 |

● 어깨 주무르기 ───────────────────────

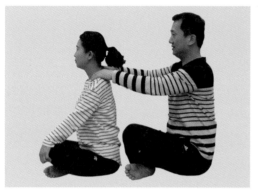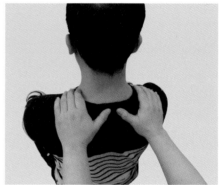

① 도움을 주는 사람은 받는 사람의 뒤에 편안하게 앉아서 양손을 앞사람 어깨에 편안하게 올려놓은 후, 받는 사람의 몸과 마음이 건강해진 모습을 1분간 상상한다.

② 손을 올려놓은 부분이 견정혈 위치이므로 양손에 힘을 서서히 주고 가볍게 주물러준다.

● 등 두드리기 ───────────────────────

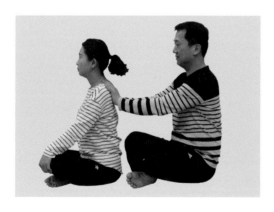

① 양손을 약간 오므려 등 전체를 가볍게 두드려준 후, 부드럽게 위에서 아래쪽으로 3~5회 쓸어내려준다.

## ● 신장 두드리고 쓸어주기

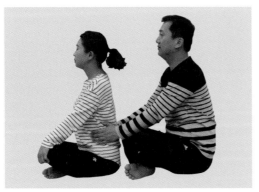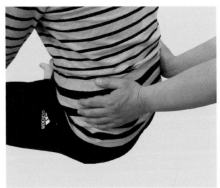

① 양손은 약손요법을 받는 사람 허리 아래쪽에 가볍게 올려놓는다.

② 가볍게 손바닥으로 3~5분 정도 두드려준다.

③ 수평으로 가볍게 문질러주고 양손을 멈춘 다음, 받는 사람이 건강하고 행복해진 모습을 상
   상한다.

| 효과 |

• 신장기능이 활성화되고 피로가 회복된다.

• 우울증 환자에게는 모든 약손요법 자체만으로 효과가 있지만, 가능하면 앉아서 대화를 유도하여 친밀감을 높이는 것이
  더욱 효과적이다.

• 어깨 주무르기를 받으면 피로회복과 더불어 어깨 중앙 승모근 사이의 견정혈이 풀리면서 몸의 탁한 에너지가 빠져나간다.

＊ 신장 두드리고 쓸어주기를 할 때 손바닥을 댄 위치가 신장에 해당된다. 손바닥 주변에 지실혈 등이 위치하고 있다.

＊ 약손요법은 가능하면 어깨 주무르기, 등 두드리기, 신장 두드리고 쓸어주기 순으로 해준다.

# [ 우울증 자가진단표 ]

아래에 있는 항목들은 지난 일주일 동안 당신의 상태에 대한 질문입니다. 그와 같은 일들이 지난 일주일 동안 얼마나 자주 일어났었는지 답변해주십시오(해당 번호에 동그라미). 응답 방식은 다음과 같습니다.

| 0<br>극히 드물었다<br>(1일 이하) | 1<br>가끔 있었다<br>(1~2일) | | 2<br>종종 있었다<br>(3~4일) | 3<br>대부분 그랬다<br>(5일 이상) |
|---|---|---|---|---|
| 지난 일주일 동안 나는 | 1일 이하 | 1~2일 | 3~4일 | 5일 이상 |
| 1. 평소에는 아무렇지도 않던 일들이 괴롭고 귀찮게 느껴졌다. | 0 | 1 | 2 | 3 |
| 2. 먹고 싶지 않고 식욕이 없었다. | 0 | 1 | 2 | 3 |
| 3. 어느 누가 도와준다 하더라도 나의 울적한기분을 떨쳐버릴 수 | 0 | 1 | 2 | 3 |
| 없을 것 같았다. | 0 | 1 | 2 | 3 |
| 4. 무슨 일을 해도 정신을 집중하기가 힘들었다. | 0 | 1 | 2 | 3 |
| *5. 비교적 잘 지냈다. | 0 | 1 | 2 | 3 |
| 6. 상당히 우울했다. | 0 | 1 | 2 | 3 |
| 7. 모든 일들이 힘들게 느껴졌다. | 0 | 1 | 2 | 3 |
| 8. 앞일이 암담하게 느껴졌다. | 0 | 1 | 2 | 3 |
| 9. 지금까지의 내 인생은 실패작이라는 생각이 들었다. | 0 | 1 | 2 | 3 |
| *10. 적어도 보통 사람들만큼의 능력은 있었다고 생각한다. | 0 | 1 | 2 | 3 |
| 11. 잠을 설쳤다(잠을 잘 이루지 못했다). | 0 | 1 | 2 | 3 |
| 12. 두려움을 느꼈다. | 0 | 1 | 2 | 3 |
| 13. 평소에 비해 말수가 적었다. | 0 | 1 | 2 | 3 |
| 14. 세상에 홀로 있는 듯한 외로움을 느꼈다. | 0 | 1 | 2 | 3 |
| *15. 큰 불만 없이 생활했다. | 0 | 1 | 2 | 3 |
| 16. 사람들이 나에게 차갑게 대하는 것 같았다. | 0 | 1 | 2 | 3 |
| 17. 갑자기 울음이 나왔다. | 0 | 1 | 2 | 3 |
| 18. 마음이 슬펐다. | 0 | 1 | 2 | 3 |
| 19. 사람들이 나를 싫어하는 것 같았다. | 0 | 1 | 2 | 3 |
| 20. 도무지 뭘 해나갈 엄두가 나지 않았다. | 0 | 1 | 2 | 3 |

**채점 방법** : 각 문항의 점수를 합산하여 총점을 구함.

극히 드물었다 = 0점    가끔 있었다 = 1점    종종 있었다 = 2점    대부분 그랬다 = 3점

**＊ 역방향 채점 문항** : 5, 10, 15

해석 : ＊ 0~15 : 정상   ＊ 16~24 : 경도 우울   ＊ 25점 이상 : 중증 이상의 우울

출처 : 1) 신승철 등(1991), 한국에서의 The Center for Epidemiologic Studies Depression Scale(CES-D)의 사용, 신경정신의학 30, 4.
   2) 조맹제, 김계희(1993), 주요우울증 환자 예비평가에서 The Center for Epidemiologic Studies Depression Scale(CES-D)의 진단적 타
      당성 연구, 신경정신의학 32, pp. 381~399.
   3) 원판 : Radloff, L. S.(1977), The CES-D Scale: A Self-report depression scale for research in the general population, Applied
      Psychological Measurement 1, pp. 385~401.

## [ 3 ] 불안장애(불안증)

현대사회를 살아가는 많은 사람은 상황에 따라 심리적·정서적 불안상태를 경험하기도 한다. 순간적인 공포나 두려움, 불안은 일반적이라 할 수 있다. 그러나 지나친 불안, 근심, 걱정, 두려움 등은 자신의 삶의 질을 저하시키고 사회생활뿐만 아니라 대인관계에서도 문제를 야기한다. 불안은 심인성 질환 중 많은 부분을 차지하며, 위험한 상황이라고 인지될 때 나타나는 심리적 상태지만 지나칠 경우 문제가 발생된다. 불안한 감정이 지속되면 만성피로, 불면증, 소화력 감소 및 식욕저하, 의욕상실 등이 야기될 수 있다. 정신의학에서는 만성적 불안을 치료하기 위해서 흔히 약물치료나 인지행동요법을 추천한다.

정신의학 전문가들은 불안장애가 어린 시절에 겪은 정신적 충격이나 경험, 즉 심리적 고통 등을 경험한 사람들에게서 자주 나타난다고 말한다. 반면 이런 부분이 불안장애의 결정적 요소는 아니라는 학자들도 있다. 그러나 어린 시절의 정신적 충격이 불안장애의 원인 중 하나란 것을 부인할 수는 없다.

불안장애로 고생하는 사람들은 자신의 불안한 생각, 두려움, 무서운 이미지 등이 본인의 의도와 상관없이 지속적이고, 반복적으로 나타나는 것에 대해 상당한 고통을 호소한다. 불안 그 자체에 대한 근심, 걱정, 고민 때문에 불안이 더욱 커지기도 한다. 대부분의 전문가들은 반복적으로 떠오르는 불안을 차단하고, 긍정적이고 희망적인 마인드와 자신이 몰두할 수 있는 비전 또는 일을 갖기를 권한다. 그러나 그것이 안 되기 때문에 그들은 더욱 고통을 호소한다. 불안한 생각을 지워버리기 위하여 긍정적인 마인드와 새로운 생각을 가지고 무엇인가 자신이 몰두할 수 있는 일을 하고 싶지만, 몸과 마음이 일치되지 않기 때문에 너무나도 힘들어한다.

전통적으로 정신의학에서는 가지고 있는 증상을 근거로 불안장애, 우울장애를 진단하며 이는 다분히 기능적 장애로 간주한다. 즉 불안장애는 뇌 자체에 이상이 없는 질환이고, 심리적인 질환인 것으로 보고 있다. 따라서 진단 분류학에서 뇌기능 장애라는 진단에는 포함시키지 않고 있다. 그러나 뇌기능 측면에서의 이상 유무를 간과해서는 뇌 관련 현상을 정확하게 진단하고 치료하는 데 한계가 있는 법이다.


최근 에이먼 클리닉에서 뇌 영상기술을 연구한 결과 이들 질환과 연관된 중요한 뇌 부위 5군데를 발견했다(다니엘 G. 에이먼·리사 C. 루스 지음, 윤혜정 옮김, 《불안과 우울로부터의 힐링》, 소울메이트, 2014). 불안장애에 시달리는 사람들은 에이먼, 루스 박사가 발표한 것처럼 뇌기능의 이상증세가 있을 수도 있다는 소견이다. 이런 부분을 감안하면 심인성 질환으로 고생하는 사람들에게 단순히 정신력으로 이겨내라고만 말할 수 없는 것이 현실이다. 불안증을 치유하기 위해서는 뇌와 몸, 마음을 함께 치유해주는 것이 필요하다. 상처받은 뇌와 마음을 치유해주고, 몸도 함께 치유해줘야 한다는 것이다. 뇌기능의 신경 가소성(마음의 작용, 경험, 학습에 의하여 신경세포가 활성화되고 재생되는 작용)은 몸의 활성화와 깊은 상관성이 있기 때문이다.

불안장애가 만성화되면 강박장애가 동반되기도 한다. 적정 치료를 하기 위해서는 병·의원의 약물치료, 정신요법치료, 인지행동치료 등도 중요하다. 그러나 이와 함께 동적인 명상요법, 웃음요법을 진행하면 보다 유익할 것이다.

불안장애를 겪는 사람은 불안하지 않으면 오히려 더욱 불안해진다. 바로 이것이

# [ 불안장애 자가진단표 ]

각 문항들을 주의 깊게 읽고 지난 2주 동안 자신이 경험한 증상의 정도를 해당하는 숫자에 ○표 하십시오.

| 문 항 | 전혀 안 느낌 | 조금 느낌 | 상당히 느낌 | 심하게 느낌 |
|---|---|---|---|---|
| 1. 가끔씩 몸이 저리고 쑤시며 감각이 마비된 느낌을 받는다. | | | | |
| 2. 흥분된 느낌을 받는다. | | | | |
| 3. 가끔씩 다리가 떨리곤 한다. | | | | |
| 4. 편안하게 쉴 수가 없다. | | | | |
| 5. 매우 나쁜 일이 일어날 것 같은 두려움을 느낀다. | | | | |
| 6. 어지러움(현기증)을 느낀다. | | | | |
| 7. 가끔씩 심장이 두근거리고 빨리 뛴다. | | | | |
| 8. 침착하지 못한다. | | | | |
| 9. 자주 겁을 먹고 무서움을 느낀다. | | | | |
| 10. 신경이 과민되어 있다. | | | | |
| 11. 가끔씩 숨이 막히고 질식할 것 같다. | | | | |
| 12. 자주 손이 떨린다. | | | | |
| 13. 안절부절못해 한다. | | | | |
| 14. 미칠 것 같은 두려움을 느낀다. | | | | |
| 15. 가끔씩 숨쉬기기 곤란할 때가 있다. | | | | |
| 16. 죽을 것 같은 두려움을 느낀다. | | | | |
| 17. 불안한 상태에 있다. | | | | |
| 18. 자주 소화가 잘 안 되고 뱃속이 불편하다. | | | | |
| 19. 가끔씩 기절할 것 같다. | | | | |
| 20. 자주 얼굴이 붉어지곤 한다. | | | | |
| 21. 땀을 많이 흘린다(더위로 인한 경우는 제외) | | | | |

**채점방법 :** 각 문항의 점수를 합산하여 총점을 구함.

전혀 안 느낌 = 1점    조금 느낌 = 2점    상당히 느낌 = 3점    심하게 느낌 = 4점

보통 = 0~21점    약간의 불안상태 = 22~26점

심한 불안상태 = 27~31점    극심한 불안상태 = 32점 이상

출처 : Beck 불안 척도(Beck Anxiety Inventory)

동적인 명상요법, 웃음요법이 필요한 이유이다. 그러나 불안장애가 만성화되어 사회생활이 불가능할 정도라면 약물치료나 정신요법도 적극적으로 고려해야 된다.

**＊ 불안장애의 기본치유법과 명상요법, 약손요법은 다음에 나오는 강박증의 치유법과 동일하다.**


# [ 4 ] 강박증

강박증은 자신이 의도하지 않는 생각과 행동이 반복되어 심각한 심적 고통을 겪는 증세를 말한다. 강박장애로 인해 결과적으로 불안을 겪고 있는 셈이니, 이 병은 의학적으로 크게 불안장애 범주에 포함시킨다.

강박적 사고란 본인의 의지와 상관없이 자신을 괴롭히는 생각, 이미지 등이 떠오르는 것을 말한다. 강박적 행동이란 강박적 사고와 마찬가지로 본인의 의지와 상관없이 불안을 감소시키기 위해 반복적 행동을 취하는 것을 말한다. 강박장애의 주요 증상으로는 손 씻기의 반복적인 행동, 완벽주의적인 행동, 주변을 반복해서 정리정돈하려는 행동, 전깃불이 꺼졌나, 켜졌나를 확인하고 또 확인하는 행동 등이 있다. 강박증을 겪는 사람들은 이 행동들로 불안이 해소되리라 기대하는데, 실은 당사자의 불안과 괴로움이 외려 더 지속된다.

정신건강의학과에서는 강박증을 대할 때 일차적으로 약물치료를 우선시한다. 약물치료에서는 세로토닌 재흡수 억제제인 클로미프라민(항우울제 중 하나)과 같은 약이 추천되고 있다. 약물치료는 심리치료의 병행으로 더 큰 효과를 볼 수 있으며, 심리치료로는 노출 및 반응방지법 등 인지행동치료가 곧잘 활용되고 있다.

강박증이 사람을 더욱 힘들게 하는 것은 강박증에 대한 예기불안 때문이다. 예컨 대 강박증이 있는 사람은 당장 오후에 또는 내일이라도 강박상황이 오면 어떻게 할지에 대한, 강박증 자체에 대한 불안과 두려움에 시달린다. 이후에도 계속될 것만 같은 괴로운 강박증 때문에 더욱 힘들어하게 된다는 것이다.

전문가들은 강박증으로 고민하는 사람에게 용기를 주고 희망을 주기도 한다. 불안은 더 큰 불안을, 두려움은 더 큰 두려움을 불러오기 때문에 미래의 강박과 불안을 미리 끌어내 걱정을 만들 필요가 없다는 조언도 해준다. 물론 이런 조언이 이미 크게 병이 든, 고착화가 된 마음에 큰 영향을 줄 리는 없다. 그러나 덧붙여 조언하자면 현재 집중하고픈 일에 집중하고자 노력하다 보면 강박증을 다소 해소하는 데 도움이 될 것이다.

강박증이 아주 심해지면 일상생활에 마비가 올 수도 있다. 또 다른 정신병적 증상과 발병으로 퍼지는 경우도 있다. '남에게 해를 끼치면 어떻게 하나', '나도 모르게 다른 사람한테 물리적 공격을 하면 어떻게 하나'와 같은 생각에 사로잡히기도 한다. 심지어 피해망상으로까지 이어져 악화되기도 한다. 증상이 심각해진 수준에 이르면, 불가피하지만 약물 투여도 고려해야 한다.

> ### ❶ 강박증 사례
> ···············
>
> 대학원을 준비하는 26세의 B군은 대학원 입학시험이 얼마 남지 않은 상태에서 강박증으로 고통받고 있었다. B군은 여러 병원에 찾아가서 검사하여

성격장애 및 강박증 진단을 받았다고 하였다. 공부를 하려고 책상에 앉으면 집중도 안 되고 주변에 볼펜이나 책 등이 배열이 정확하지 않고 조금이라도 비뚤어져 있으면 신경이 쓰여 제자리에 놓아야 했고 그것을 정리하고 나면 또 다른 것이 비뚤어져 보였다고 했다. 또한 길거리를 걷다가도 셔츠 다림질이 잘못되었거나 구겨진 것 같기도 하고, 스터디 그룹에 참석하여 발표할 때도 주변 의자나 책상 배열이 정확하지 않은 것이 신경 쓰여 마음고생을 많이 한다고 했다. 어떨 때는 주변 사람들에게 물리적 공격을 가하고 싶은 충동이 일어나기도 한다고 하였다. 강박증, 성격장애에 시달릴 때면 너무 고통스러워서 자살충동이 들며, 계속되는 자기비하와 자책이 반복된다고도 호소했다. 심지어 대학원 진학도 사실은 공부보다는 시간을 벌기 위하여 입학하려 한다고 털어놓기도 했다.

B군은 고등학교 시절부터 증세가 시작됐고, 심인성 질환이 복합적이기에 시간의 여유를 갖고 명상치유를 할 것을 권유했다. 본인도 적극적으로 참여하겠다는 의지를 나타냈다. 센터에서는 주 4회, 집에서는 주 5회 이상 매일 하기로 약속하고, 센터를 방문했을 때는 기본요법 실행 후 단계별 명상요법을 꾸준히 따라하도록 했다. 1단계 경추회전요법은 처음 3회 차까지는 현기증이 난다고 호소하여 천천히 5분 정도만 해주었으나, 4회 차부터는 15분 정도로 늘리면서 소리 지르기, 웃기 등을 병행하면서 진행했다. 집에서는 경추회전요법을 10분 이상 한 후, 2단계 장기능 활성화요법은 호흡은 무시하고 배를 자유자제로 당기고 놓는 것에 포인트를 두면서 웃음요법을 병행해 15분 정도 실시했다고 한다. 그 후 감정조절명상에 들어가니 집중이 잘되고 마음이 편

안하면서 기분이 좋아졌다고 하였다. 시간적인 여유가 없더라도 틈틈이 명상 요법과 생활 인지행동치유법을 응용하면서 실천한다고 하였다. 도서관에 갈 때는 생활 인지행동치유법을 하면서 자신 바라보기, 웃기, 위로하기를 하고, 집에 올 때는 많이 피곤하므로 눈을 감고 눈동자를 좌우로 굴리면서 계속 속으로 웃는다는 것이었다. 그렇게 집에 도착할 때쯤 되면 몸과 마음이 개운해져서 피로가 줄어들고, 잡념도 없어졌다고 말했다.

10회 차 프로그램을 마치고 상담할 때 B군은 처음 왔을 때보다 얼굴색이 밝아지고 표정이 환해 보였다. 그동안 강박증세가 불안하고 무섭기까지 했으며, 내일 또 이러한 증세에 시달리면 어쩌나 걱정했는데 어느 순간부터 강박증세가 자아 보이고 자신이 극복하고 이겨나가야 할 마음의 장애일 뿐 그 이상도 이하도 아니라는 것을 알게 되었다고 했다. 그러면서 근심과 걱정을 헤쳐 나갈 자신감이 조금씩 생기기 시작했다는 것이다. 남을 공격하고자 하는 충동도 조절하는 힘이 생기기 시작했고, 집중이 잘되면서 부정적 생각으로 에너지를 소모하는 일이 줄면서 자신을 치유하는 연결고리가 명상요법이라는 것을 확신하게 됐다고 했다.

강박증으로 고생하는 사람들은 고통스런 증상을 극복하려고 모든 노력을 다한다. 그럼에도 부정적인 마음, 불안, 두려움이 생기게 되고 이것을 없애려 노력해도 그 부정적인 생각과 마음이 올라오는 것을 제어할 수 없다. 그러면서 끊임없이 올라오는 강박증과 부정적 에너지를 극복하려는 내면의 진정한 자기(참자아)와의 갈등은 반복된다

(누구나 고통에서 벗어나 자유를 갈망하는 마음이 있기 때문에 그 마음이 의지로 드러날 것이다. 여기서 참자아란 말은 그 의지의 원천으로서 사용한 것이다). 그러므로 불안, 두려움을 개선하고 극복할 수 있는 참자아의 힘, 내면의 에너지를 강화시켜 또 다른 자신에게서 올라오는 불안, 두려움을 포용하고 위로하는 힘을 키워줄 때 강박증은 완화될 수 있다.

B군은 명상과 웃음을 통하여 자신과 강박증세를 분리하고 객관화시켜 정화하는 방법과 내면의 힘을 키우는 방법을 찾았다. 이는 곧 강박증을 극복할 수 있다는 자신감으로 연결되었는데, 여기서부터 강박증 치유는 시작되는 것이다.

명상요법이 심인성 질환에 효과가 좋은 것은 분명하지만, 처음부터 정적인 명상법을 하면 마음을 더욱 힘들게 할 수 있다. 그러니 가벼운 동작이 포함된 동적인 명상법을 하면서 B군과 같이 소리 지르기, 웃기를 병행하는 것이 좋다. 그러면 고통의 집착에서 긍정 모드로 전환되고 내면의 긍정 에너지가 강화되어 강박증, 불안증, 트라우마 등 심인성 질환이 완화되는 것을 경험하게 될 것이다.

니체는 "나를 죽이지 못하는 고통은 나를 더 강하게 할 뿐이다"라고 말했다. 이것은 외상 후 성장의 또 다른 좋은 표현이다. 자신의 고통과 마음의 상처를 극복하면 마인드는 더 강해지고 더 깊어진다. 세상과 함께 공존하고 이해하는 포용의 힘이 커진다. 이는 더 큰 나로 거듭나는 계기가 된다. 어둠이 깊어지면 새벽이 오듯이 심인성 질환은 자신과의 싸움이기에 포기하지 않으면 반드시 극복할 수 있을 것이다.

# | 불안장애·강박증 치유 기본요법 |

● 고관절·골반 유연화하기(양손으로 무릎 누르기) ──────────

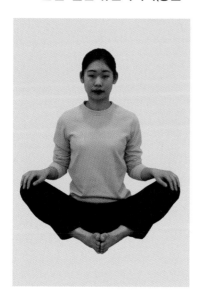

① 양발바닥을 마주하고 양손을 무릎에 올려놓는다.

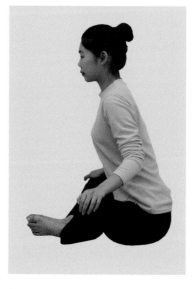

② 천천히 양손바닥으로 무릎을 누르고 무릎이 바닥에
   닿도록 한다.
③ 3회 반복한다.

| 효과 |

• 고관절과 골반 유연성을 향상시킨다.
• 상·하체 기혈순환의 균형을 이룬다.

● 상체 중심 감각 회복하기(허리 숙여 한발 들고 양손 뻗어 중심잡기) ─────────

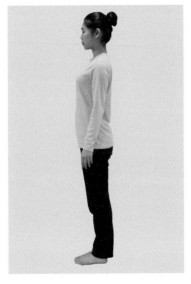 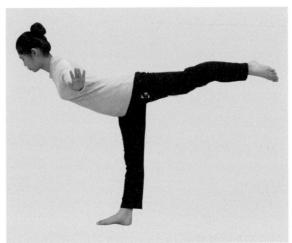

① 목을 곧게 세운 상태에서 바로 선다.
② 발 한쪽은 중심을 잡고 서고 허리를 숙이면서 다른 발은 천천히 뒤로 곧게 뻗는다.
③ 이때 양손도 옆으로 최대한 뻗어준다.
④ 양손을 뻗은 상태에서 10초간 멈추었다 원상태로 돌아온다. 반대로도 해준다.

| 효과 |

• 상체 혈액순환과 집중력, 지구력 향상에 효과가 있다.
• 하체가 강화되고 자신감이 향상된다.

＊ 익숙해지면 눈을 감고 해본다.
＊ 중심을 잡고 지탱하는 발은 무릎 보호 차원에서 5~10° 기울여준다.

## ● 골반·허리 강화하기(누운 자세 오른발 들어 왼손 닿기)

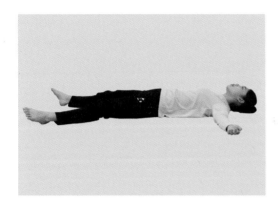

① 양발을 어깨 넓이로 벌리고 양손도 수평으로 뻗는다.

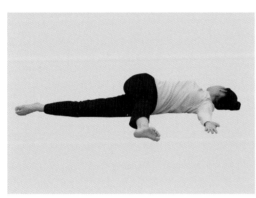

② 천천히 숨을 들이마시면서 오른발을 왼손에 닿을 때까지 뻗어준다. 이때 고개는 오른쪽으로 돌려준다.
③ 숨을 내쉬면서 오른발을 천천히 제자리로 돌린다. 반대로도 실시한다.
④ 4회 반복한다.

| 효과 |

• 하체의 좌우균형을 이루고, 에너지순환을 촉진한다.
• 고관절, 골반, 요추를 강화하여 허리를 튼튼하게 한다.

## ● 척추·소화기계통 강화하기(엎드려 양손 양발 동시 들어주기)

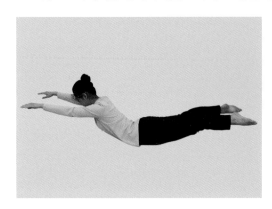

① 양손을 위로 뻗고 편안하게 엎드린다.
② 천천히 숨을 들이마시고 멈춘 후 양손 양발을 들어 올린다.
③ 5~10초 멈추어 있다가 호흡을 내쉬면 서 천천히 원상태로 돌아온다.
④ 3~5회 반복한다.

| 효과 |

• 흉추, 요추기능 강화와 유연화 효과가 있다.
• 대장, 위장의 기능과 소화기계통이 활성화된다.
• 마음을 안정시킨다.

# | 불안장애·강박증 치유에 효과적인 명상요법 |

● 1단계 경추회전요법(경추회전하기)

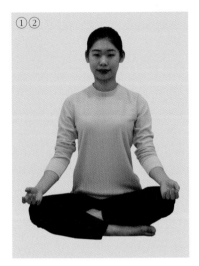

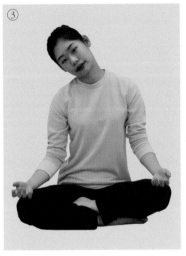

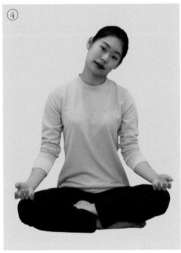

① 편안한 자세로 자리에 앉는다.

② 온몸에 힘을 뺀다. 특히 목과 어깨부분에서 힘을 빼 준다.

③ 5~15분 정도 목으로 원을 그리듯 돌린다.

④ 같은 방법으로 반대로도 천천히 돌려준다.

| 효과 |

• 경추와 목 주변의 뭉친 근육을 풀어준다.

• 목과 어깨가 이완되어 편안해진다.

• 경동맥을 자극시켜주어 뇌 혈액순환에 도움이 된다.

＊ 앉은 자세 또는 선 자세 중에서 자신에 맞게 선택한다.

＊ 처음 일주일은 가볍게 천천히 목을 돌려준다.

＊ 초보자는 처음에 현기증이 나타날 수 있으므로 가볍게 천천히 해준다. 숙달되면 조금씩 빠르게 해준다.

## ● 2단계 장기능 활성화요법(오장육부 강화 운동)

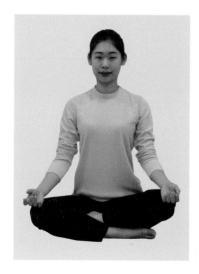

① 편안하게 앉은 상태에서 숨을 들이마시면서 배를 부풀리고 내쉬면서 배를 당긴다.

② 1~3초간 배를 부풀리고, 다시 1~3초간 배를 당긴다.

③ 몸 상태에 따라서 시간을 늘리고 줄이는 것을 조절하면서 호흡한다. 이때 호흡에 신경 쓰는 것이 번거롭거나 고혈압 노는 저혈압인 사람은 호흡은 부시고 배만 움직이도록 한다.

④ 하루 300~500회 해야 하는데, 한 번에 하기 어려우면 나눠서 해도 좋다.

| 효과 |

• 소화기능 향상에 효과가 있다.

• 대장, 위장, 소장기능 향상효과가 있다.

• 혈압을 조절한다.

• 혈액순환 효과가 있다.

• 노폐물 배출 및 면역기능 향상효과가 있다.

* 식사 후 최소 40분이 지나고 나서 한다.

* 임산부는 하지 않는다.

* 고혈압 환자는 호흡을 무시하고 배만 움직인다.

* 장기능 활성화요법은 요가의 풀무호흡수행법을 활용한 치유법이다.

124

## ● 3단계 감정조절명상(감정조절요법)

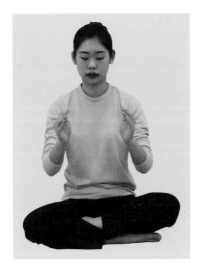

① 정좌 후 어깨에 힘을 빼고 가슴 앞에 합장하듯이 손을 모은다(이때 왼손과 오른 손바닥은 붙이지 않고 1cm 정도 벌려준다). 숨을 들이마시면서 손을 어깨 넓이 만큼 넓혀주고 숨을 내쉬면서 손을 천천히 모아준다.

② ①의 요령을 취하는 동시에 숨을 들이마시면서 배를 내밀고, 내쉬면서 배를 당겨준다(복식호흡).

③ ①, ②를 반복한다.

④ 전부 마친 후에는 양손을 무릎에 내려놓고 호흡을 크게 3회 해주고, 기지개를 켜며 끝낸다.

---

### 불안장애·강박증 치유명상요법 정리

- 기본요법을 마치고 난 후 단계별로 명상요법을 실행한다.
- 1단계 경추회전요법(5~15분)

  경추회전요법 실행 시 초보자는 목을 천천히 돌려주고 익숙해지면 속도를 올린다. 처음에는 현기증이 발생할 수 있으므로 익숙해지면 시간을 늘려준다.

  경추회전요법을 하면서 가능하면 소리를 내거나 의도적으로 웃으면서 하면 스트레스 해소와 불안감을 완화하는 효과가 증가한다.
- 2단계 장기능 활성화요법(풀무호흡수행법, 5~15분 또는 300~500회)

  호흡에 집중하면서 하기, 호흡은 무시하고 배만 움직이기, 호흡은 무시하고 배만 움직이면서 소리 내거나 웃기를 한 번씩 체험해보고, 자신에게 맞는 방법을 택한다. 하다가 숨이 차거나 힘들면 2~3초 쉬었다가 다시 천천히 해준다.
- 3단계 감정조절명상(감정조절요법, 5~15분)

  감정조절명상의 핵심은 복식호흡과 함께 손바닥의 느낌을 느끼거나 그 느낌에 집중해야 효과적이란 것이다. 호흡은 자연스럽고 편안하게 해야 하지만 호흡하는 것이 부자연스러우면 호흡을 무시하고 손바닥의 느낌에만 집중하면서 해도 좋다.

---

## | 불안장애·강박증 치유에 효과적인 약손요법 |

● 엉덩이 흔들어주기 ────────────

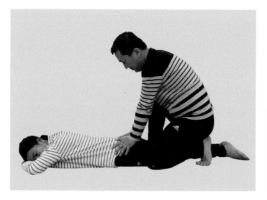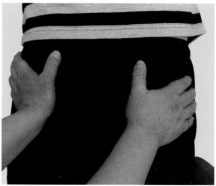

① 도움을 주는 사람은 받는 사람의 엉덩이에 양손을 올리고, 좌우로 가볍게 2~3분 정도 흔들어준다.

● 엉덩이 두드리기 ────────────

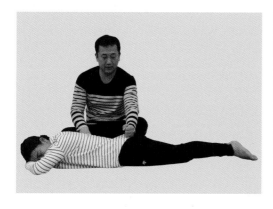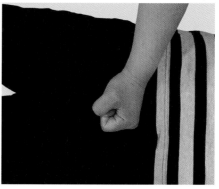

② 편안하게 옆으로 앉아서 꼬리뼈 윗부분(요양관, 요안 주변)을 2~3분 정도 가볍게 두드린다.

## ● 등·허리 두드리기

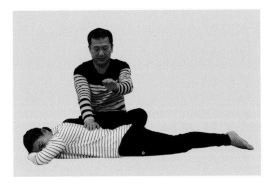

③ 양손을 사용하여 어깨, 허리, 엉덩이 부분을 가볍게 2~3분 정도 두드린 후 어깨부터 허리 아래까지 5~10회 쓸어 내려준다.

## ● 허리 흔들어주기

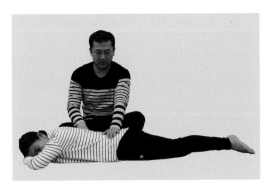 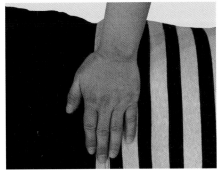

④ 누워있는 사람의 허리 위쪽 요추부위에 한 손을 얹고 편안하게 수평으로 2~3분 정도 흔들 어준다.

| 효과 |

• 등에는 많은 혈 자리와 독맥, 방광경 경락이 지나가고, 모세혈관이 모여 있어 가볍게 흔들어주거나 두드려주는 것만으로 도 허리와 전신의 피로가 풀려 심신이완의 효과가 있다.

• 불안감, 초조함을 안정시킨다.

• 허리 통증을 예방할 수 있고, 통증을 완화시킨다.

* 약손요법을 실시한 후에 5~10분 정도 이완명상, 바라보기명상 등을 편안하게 실행하는 것이 좋다.

# [ 강박증 자가진단표 ]

## PART A

- [ ] 더러운 것, 병균, 화학물질 등에 감염될 것 같다는 생각 때문에 괴롭다.
- [ ] 물건을 정렬하거나 정확한 순서대로 나열하는 데 지나친 관심을 보인다.
- [ ] 죽음이나 무서운 사건이 일어날 것 같다는 생각 때문에 괴롭다.
- [ ] 스스로 받아들이기 힘든 종교적이거나 성적인 생각으로 괴롭다.
- [ ] 집에 화재나 수해가 나거나 도둑이 들 것 같은 생각이 든다.
- [ ] 차를 운전하다가 우연히 교통사고를 낼 것 같은 생각이 든다.
- [ ] 나로 인해 어떤 질병이 전염되어 퍼질 것 같은 생각이 든다.
- [ ] 소중한 어떤 것을 잃어버릴 것 같은 생각이 들어 괴롭다.
- [ ] 본인의 부주의로 사랑하는 사람에게 해를 끼칠지도 모른다는 두려움이 든다.
- [ ] 사랑하는 사람을 해칠 것 같은 충동이 든다.
- [ ] 다른 사람을 자동차로 칠 것 같은 충동이 든다.
- [ ] 부적절한 성관계를 가질 것 같은 욕망이 들어서 힘들다.
- [ ] 다른 사람의 음식에 독을 탈 것 같은 충동이 들어서 힘들다.
- [ ] 지나치게 자주 씻거나 치우는 행동을 반복적으로 한다.
- [ ] 전기제품, 수돗물이나 난로 등의 상태를 반복적으로 확인한다.
- [ ] 꼭 필요하지 않은 물건을 모으거나 불필요한 것을 모아두는 행동을 반복한다.
- [ ] 한 가지 행동을 자신이 만족하는 횟수가 될 때까지 반복한다.
- [ ] 다른 사람이나 사물을 만지고 싶은 충동을 느낀다.
- [ ] 반복적으로 어떤 내용을 읽거나 쓰는 행동을 하고 싶은 충동을 느낀다.
- [ ] 어떤 병에 걸리지 않았나 하는 걱정 때문에 자신의 신체를 반복적으로 살핀다.
- [ ] 불길한 사건과 관련된 상징적인 숫자나 색깔, 이름 등을 피하려는 충동을 느낀다.
- [ ] 죄책감이나 자신의 언행에 대한 위안을 받기 위해 어떤 사실을 반복적으로 질문한다.

**PART B**

강박증과 관련된 'Part A'의 증상에 대해 최근 30일 동안의 경험을 바탕으로 체크하세요.

| 항목별 점수 | 0점 | 1점 | 2점 | 3점 | 4점 |
|---|---|---|---|---|---|
| ☐ 하루 동안 강박 생각이나 행동에 몰두해 있는 평균시간 | 전혀 없음 | 1시간 이하 | 1~3 시간 | 3~8 시간 | 8시간 이상 |
| ☐ 강박 증상으로 고통받는 정도 | 전혀 없음 | 약간 | 중간 | 심함 | 아주 심함 |
| ☐ 강박 증상을 통제할 수 있는 정도 | 완전통제 | 많이 | 어느 정도 | 약간 | 불가능 |
| ☐ 강박 생각이나 행동으로부터 회피하려는 행동의 정도 | 전혀 없음 | 가끔 | 어느 정도 | 자주 | 항상 |
| ☐ 강박 생각이나 행동이 사회생활이나 업무에 지장을 주는 정도 | 전혀 없음 | 약간 | 확실히 | 많이 | 항상 |

**자가진단**

강박증 자가진단 'Part A' 항목 중 2개 이상에 해당되고, 그에 대한 'Part B'의 점수가 5점 이상인 경우 강박증 가능성 높음.

출처 : 미국 국립보건원(National Institutes of Health, www.nih.gov)

# [ 5 ] PTSD(외상 후 스트레스 장애)

PTSD(외상 후 스트레스 장애, 이후 PTSD라 칭한다)란 위험한 사건, 치명적 사고, 타인으로부터의 심각한 신체적 위협 또는 정신적 위해를 당하거나 교통사고, 재난 재해 등의 충격적 사건을 경험한 후 발생되는 불안장애를 말한다. 주요 증상은 불면증, 불안증상, 우울증, 신경과민, 망상, 공황상태 등이며 이를 겪는 당사자는 사회생활 적응에 큰 어려움을 겪는다. 뇌신경학자들은 PTSD 환자들의 뇌기능 연구를 통해 이들의 전전두엽 해마, 편도체 등의 기능저하를 지적하고 있다. PTSD의 치료 방법으로는 세로토닌 재흡수 억제제 같은 약물치료가 있다. 다른 방법으로는 안구운동 민감소실요법 및 인지행동치료도 활용되고 있다. 또 다른 치유법인 정신요법은 마음의 상처를 받아들이고 외상 경험을 통해 더 나은 자아통합을 갖도록 도와주는 데 목적이 있다. 치료를 통해 고통을 수용토록 하고 재도약을 할 수 있도록 지지해주는 게 정신·심리요법의 근간이다.

PTSD는 단기간에 개선하려고 하면 안 된다. 이런 증상으로 고통받는 사람을 치유하기 위해서는 다음 3가지를 반드시 숙지할 필요가 있다.

먼저 피해를 받은 당사자들에게는 내면의 상처받은 마음이 충분히 공감이 되고 있고, 그 아픔을 함께 나누고 있다는 걸 알 수 있도록 배려해줘야 한다. 그런 분위기가 조성돼야 당사자는 전문가나 상담자를 믿고 신뢰하게 된다. 이때 어떠한 상담기법 등을 활용하여 상담해야 한다는 생각은 하지 않는 게 좋다. 고통받는 당사자들은 초창기에는 어떠한 말이나 위로도 받아들이지 않기 때문이다.

두 번째로 PTSD를 겪는 사람들은 상처받은 마음에서 벗어나려는 의지가 있다는 점을 유의해야 한다. 그러나 그 의지는 상처받은 마음을 치유하고 위로하기에는 역량이 부족하여 당사자가 몹시 힘들어한다는 것을 이해해야 한다.

이것은 마치 우리의 몸에 암세포가 하루에 천 개 이상 발생하더라도 면역세포인 NK세포가 암세포를 없애주기에 건강한 몸이 유지되는 것처럼, 상처받은 마음을 치유하기 위해서는 상처받은 마음을 치유하고자 하는 의지의 힘, 내면의 에너지가 더 강해야 함을 의미한다. 즉 PTSD를 치유하기 위한 자아의 내면 에너지(의지)를 키워주어야 한다. 요가나 명상을 꾸준히 실행한다는 것은 그런 내적 치유의 힘을 배양시켜주는 자양분을 만드는 일이다.

마지막으로 당사자에게 모든 현실을 인정하고 외상 경험이 성장의 밑거름이 될 수 있도록 미래의 목표, 살아가야 할 이유, 도약할 수 있는 동기부여를 찾을 수 있게 도와주는 것이 중요하다. 당사자 스스로가 찾으면 가장 좋겠지만, 그렇지 못할 때는 가족 또는 전문가가 찾을 수 있도록 도와줄 필요가 있다.

PTSD 치료를 위한 행동치료의 효과에는 한계가 있기 마련이다. 치료에 소요되는 기간이 길어서 중도포기가 많기 때문이다. 가령 세월호 사건 때 국제적으로 권위 있는 PTSD 치료전문가들은 이 일로 인한 PTSD 치료기간은 상당히 장기간이 걸릴 수 있다는 내용의 인터뷰를 한 적도 있다. 그런데 이런 증상을 초기에 치료하지 않고 방치하면 만성화된다. 마치 불안증이 만성화되면 강박증상이 나타날 수 있는 것처럼 PTSD도 더 악화되기 전에 초기에 치료하는 것이 매우 중요하다. 통상 주요 치료방법으로 활용하는 것은 약물치료와 지지적 정신요법이다.

명상치유나 포괄적 인지행동치료도 그 효과가 높이 평가되고 있다. 그러나 PTSD의 치료를 위해 명상요법 하나만 사용하는 것은 한계가 있을 수 있다. 환자의 성향과 여건 등을 고려하여 적용하여야 한다.

이미 PTSD로 고통받고 있는 사람들은 불안, 우울, 공포감이 지속적으로 발생되고 있기에 많은 집중력을 필요로 하는 정적인 명상에 적응하기가 쉽지 않다. 어느 한 가지 요법보다는 호흡명상, 이완명상, 웃음명상, 울음명상, 소리지르기요법, 지압요법 등을 융합하여 적용하는 것이 도움이 될 것이다. 또한 이런 시도들은 개개인보다 집단치료 개념으로 하는 것이 효율적이다.

35세의 남성 L씨는 지방에 출장을 가기 위해 국도를 운전하고 있었다. 그런데 갑자기 뒤에서 트럭이 나타나 경적을 울리고 속도를 내라고 재촉했다고 한다. 피하거나 양보하려고 해도 공간이 좁아서 할 수 없는 상황이었고, 차선책으로 나름 속도를 냈지만 트럭이 계속 뒤에 바짝 붙어서 상향등을 켜고 경적을 울렸다고 했다. 그 때문에 겁도 나고 무서워서 어떻게 해야 할지 몰랐다고 말했다. 등에서는 식은땀이 나고 숨이 막혀서 어쩔 줄 모르는 와중에 코너에서 그만 미끄러져 차량이 전복되는 사고를 당했다는 것이다.

그는 이 사고로 큰 수술을 3차례나 받고 5개월 동안 입원해 있으면서 밤에는 악몽에 시달리고, 낮에는 수시로 사고 장면이 불쑥 불쑥 떠올라 괴로웠다고 말했다. 백미러로 본 트럭 운전사의 희죽거리는 모습이 떠오를 때면 화가 나서 자꾸 나쁜 생각이 머릿속에 맴돈다는 것이었다. 또 이런 생각들이 반복되다 보니 혼자 있는 것이 무섭고 숨이 차올라 심장이 멈추는 듯한 현상까지 자주 일어난다고 힘들어했다. 반면 사고 당시 자신의 운전 대응미숙과 당황스러워하는 모습, 허둥대는 모습이 떠오를 때면 자신이 한없이 미워진다는 것이다. 병원에서 퇴원한 이후에는 괜찮을 줄 알았는데, 운전을 할 때 트럭만 뒤따라오면 숨이 막히고 무서워 어떻게 해야 할지 모르겠고 머릿속이 멍해진다고도 말했다. 결국 L씨는 이제는 운전을 포기하고 무조건 대중교통을 이용한다고 했다.

게다가 이런 일이 있고 나서부터 업무에도 집중이 안 되고, 자기도 모르게 화와 짜증을 자주 낸다고 했다. 집에서도 아내에게 하는 잔소리가 늘고, 짜증과 화도 많이 내며 회사에서는 동료들에게 '성격이 날카로워졌다'는 이야기를 들어 괴롭다는 것이었다. 이 때문에 퇴원 이후로도 깊은 잠을 못 자고, 심각한 수면장애로까지 이어져 하루하루가 너무 힘들다고 했다.

L씨는 외상 후 스트레스 장애 극복을 위한 단계별 명상요법을 적극적으로 실시했고, 심신이완요법 역시 처음에는 어려워했지만 차츰 의지를 가지고 소리치기와 웃기를 병행하며 성실히 실행하였다. 센터에서 9회 치유 프로그램을 마치고 상담할 때는 잠도 예전보다 푹 잘 수 있어서 좋고, 숨이 멈추는 듯한 증상도 많이 완화되었다고 기뻐했다. 또 그는 집에서도 잠자기 전에 매일 30분 이상 명상요법을 실시했는데, 단계별 명상요법 중에서 심신이완요법 후 편안하게 누워서 복식호흡을 10분 정도 했다고 한다. 이어 편안하게 이완명상 또는 바라보기명상을 하면 몸과 마음이 편해지고 에너지를 충전한다는 느낌이 들며 마음이 차츰 평화로워졌다는 것이었다.

또 평상시에는 생활 인지행동치유법을 열심히 실천하는데, 요즘에는 버스를 타고 가다가 때때로 불안함, 부정적 생각 등이 떠오를 때면 눈을 감고 눈동자 좌우 돌리기를 하면서 동시에 5분이든 10분이든 마음속으로 웃고 난 후 자신을 보면 안정된다고 했다. 물론 트라우마가 완전히 치유된 것도 아니고 아직 운전은 하기 힘들지만, 생활이 수월해지고 짜증도 줄어 아내가 행복해하고, 회사 동료 역시 옛날 성격으로 돌아오는 것 같아 좋다고 말해주면 아주 기쁘다고 했다. 그러면서 L씨는 앞으로도 점차 나아져가는 자신에게 감사하고, 완치까지 명상요법도 생활화할 것이라고 의지를 보여줬다.

사례의 L씨는 심신이완요법을 통하여 몸과 마음의 긴장을 풀어주고 이완시켜준 후에 복식호흡을 했다. 이완명상의 효과를 통해 자율신경계의 밸런스를 찾고 자신의 마음을 컨트롤할 수 있는 내면의 힘이 생겨나기 시작한 것이다. 사례에서 보듯이 처음에는 기본요법과 단계별 명상요법을 활용하지만, 차츰 명상요법을 자신의 몸과 마음에 맞춰 적용하고 자신만의 명상법을 찾는 것이 중요하다. 생활 인지행동치유법도 자기에게 맞게 응용하고 생활화하는 것이 무엇보다 중요하다.

## [ PTSD 자가진단표 ]

A·B·C증상이 동시에 한 달 이상 지속되면 PTSD이다.

| A | 반복증상이 한 가지 이상 나타나는 경우 |
|---|---|
| ① | 사고 기억이 불쑥불쑥 튀어나와 고통스럽다. |
| ② | 꿈에 사고가 나타난다. |
| ③ | 다시 사고가 나는 것처럼 행동하고 느낀다. |
| ④ | 사고를 회상하면 심리적으로 고통스럽다. |
| ⑤ | 사고를 회상하면 진땀이 나거나 심장이 뛴다. |

| B | 회피와 무감각 증상이 세 가지 이상 나타나는 경우 |
|---|---|
| ① | 사고 관련 생각·느낌·대화를 피하려고 한다. |
| ② | 사고 관련 활동·장소·인물을 피하려고 한다. |
| ③ | 사고의 중요 부분을 떠올리기 두렵다. |
| ④ | 중요한 다른 활동에 관한 관심과 참여가 준다. |
| ⑤ | 다른 사람과 거리감이 생긴다. |
| ⑥ | 감정표현과 정서적 반응이 억제된다. |
| ⑦ | 미래에 대해 불길한 생각을 한다. |

| C | 과민 반응이 두 가지 이상 나타나는 경우 |
|---|---|
| ① | 잠을 못 자거나 깊게 못 잔다. |
| ② | 신경이 날카로워져 화를 낸다. |
| ③ | 집중하기가 어렵다. |
| ④ | 위험하지 않을까 지나치게 살핀다. |
| ⑤ | 잘 놀란다. |

출처 : 미국정신의학회(American Psychiatric Association, www.apa.org)

# [6] 분노조절장애

분노는 인간사회에서 일어나는 보편적 현상이다. 그러나 습관적으로 통제가 되지 않고, 반복적으로 분노를 표출하여 당사자가 사회생활을 할 때 크게 곤란을 겪게 되면(가족뿐만 아니라 이웃, 직장과 사회에 피해를 주는 것 등), 이는 하나의 질환 내지 개인적 병리 소견으로 여겨진다. 흔히 우리는 이런 증상(또는 현상)을 두고 분노조절장애라 부른다. 분노, 화 등을 외부로 표출하지 못하고 가슴에 담아두고 쌓아두면 흔히 말하는 화병이 된다.

일반적으로 분노를 조절할 때 이완요법, 등산, 걷기, 조깅, 요가, 명상 등이 도움이 된다고 알려져 있다. 스스로 분노조절이 안 된다는 것을 인정하고, 표현하거나 대화를 통해 그런 감정을 노출하는 것이 치료에 효과적이다.

통상적으로 치료가 안 되는 경우, 약물치료나 정신과적 치료가 따를 수밖에 없다. 이때 분노조절장애가 정신분열증이나 조울증, 알코올의존증 등 정신질환에 따른 부수 증상이 아닌지도 눈여겨봐야 된다. 타인에 대한 폭행이나 폭력행사 가능성이 있을 정도라면, 통상적인 치유법으로는 한계가 있을 것이다.

사람이 분노를 조절할 수 없는 데는 여러 가지 이유와 배경이 있다. 그중에서도 어릴 적에 상처받았거나 그간 쌓여왔던 마음속에 내재되어 있는 화가 원인이 되는 경우가 제일 흔하다. 현실에서 참고 억눌려 있던 부정적 감정이 한계점에 도달한 이후, 분노가 자주 폭발되는 경우도 있다. 따라서 분노조절장애란 부정적 감정이 오랜 잠복기를 거치면서 약한 자아로 말미암아 활화산처럼 땅속에서 자주 터져 나오는 현상이라고 봐야 마땅하다.

분노를 다스리는 방법 중에 분노하기 전에 숫자를 1부터 10까지 세고 나서 생각하기, 분노하기 전에 천천히 심호흡하기, 화날 때 무조건 미소를 지어보기, 화날 때 자리를 급히 피하기 같은 것은 이미 책과 인터넷을 통해 많이 알려져 있긴 하다. 그런데 분노조절장애는 다른 심인성 질환과 마찬가지로 마음의 문제만은 아니다. 또한 단기간에 발생된 것이 아니라 오랜 기간 잠복기를 거쳐서 터져 나온 것임을 상기할 때, 반드시 정신의학적 평가와 더불어 그에 상응하는 치유가 먼저 고려돼야 할 것이다. 분노조절장애는 뇌기능의 미세한 장애로도 야기된다는 것이 최근 뇌 과학의 소견이다.

자연의학적 관점에서 보면, 요가 등으로 몸의 에너지 밸런스를 맞추어 교감신경과 부교감신경이 균형을 이루도록 하고, 동적인 명상법으로 두뇌에 충분한 산소공급과 휴식이 제공되어 심신을 이완시켜주면, 자신의 감정과 분노를 조절하는 내면의 에너지가 향상될 수 있다고 한다. 현대 정신의학적 치유에 저항을 가진 사람이라면, 이러한 보완요법을 먼저 시도해보는 것도 좋다.

분노는 강한 공격의 에너지다. 분노에는 의지 작용이 있다. 누구에게 복수를 해야 한다는 의지 말이다. 그래서 분노는 의지의 방향을 다른 곳으로 바꾸게 하면 극복할 수 있는 여지가 마련된다. 분노를 잘 다스리게 되면, 그 부정의 에너지는 저절로 긍정의 에너지로 변환된다. 분노라는 감정은 인생 성공의 강한 원동력이 되는 그 에너지와 다른 것이 아니다. 이것이 분노조절장애를 치유해야만 하는 이유다.

* 분노, 화, 성냄 등을 마음에 담아두고 참았다가 그게 쌓이면 화병이 된다. 화병으로 고생하는 사람은 분노조절장애 치유 기본요법과 명상요법을 활용하면 기대효과를 볼 수 있다.

## | PTSD·분노조절장애 치유 기본요법 |

● 어깨·가슴 이완하기(양손 등 뒤 깍지 껴 들어 올리기) ──────

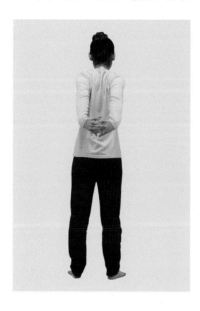

① 양손을 뒤로 깍지를 껴준다.
② 천천히 숨을 들이마시면서 깍지 낀 손을 들어 올려 준다.
③ 숨을 내쉬면서 천천히 내려준다.
④ 3회 반복한다.

| 효과 |

• 견갑골, 어깨를 이완시켜주고 어깨에 뭉친 근육을 풀어준다.
• 답답한 가슴을 시원하게 풀어준다.

＊ 고혈압이 있는 사람은 호흡은 무시하고 동작만 실시한다.

● 척추·골반·하체 이완하기(양손 뻗어 발끝 잡고 허리 숙이기) ────────────

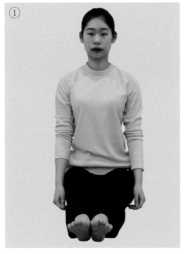

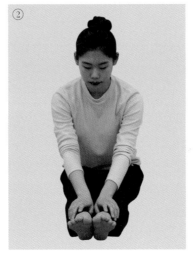

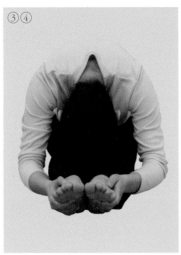

① 몸에 힘을 빼고 앉아서 다리를 곧게 편다.

② 숨을 들이마시면서 양손을 뻗어 발끝을 잡아준다.

③ 최대한 숙이고 숨을 내쉬면서 원상태로 돌아온다.

④ 3회 반복한다.

| 효과 |

• 방광경락을 활성화해 신체의 신진대사활동을 돕는다.

• 요추가 유연해지고 허리 힘이 강화된다.

✻ 고혈압이 있는 사람은 호흡은 무시하고 동작만 실시한다.

## ● 척추·신장 강화하기(양손 깍지 끼고 허리 숙여 좌우 틀어주기)

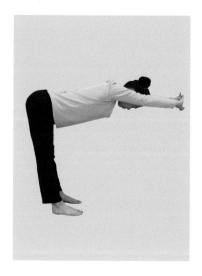

① 양손을 깍지 껴준 후 숨을 들이마시면서 허리를 앞으로 숙이고 양손을 앞으로 뻗어준다.

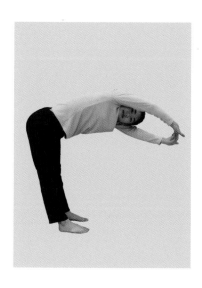

② 숨을 내쉬면서 왼쪽으로 몸통을 틀어주고 천천히 원 상태로 돌아온다.

③ 반대 동작도 같은 방법으로 해준다.

④ ①~③을 4회 반복한다.

| 효과 |

• 흉추, 요추를 강화하여 허리를 튼튼하게 한다.

• 신장에 자극을 주어 기능을 활성화한다.

• 척추의 균형을 잡아주고 자율신경기능을 회복시킨다.

## ● 태양혈 누르기

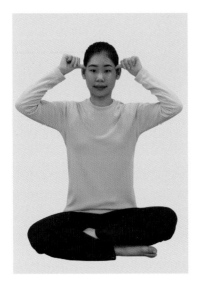

① 가부좌 자세로 편안하게 앉는다.

② 엄지손가락을 눈썹 옆으로 가져가서 오목한 곳을 누른다(귀와 눈썹 중간에 위치).

③ 숨을 들이마시고 내쉬면서 지그시 누른 후 천천히 떼어낸다.

④ 3~5회 눌러준다.

| 효과 |

• 두통을 완화하고, 두뇌 피로를 풀어준다.
• 눈의 피로가 완화된다.

## ● 인중혈 누르기

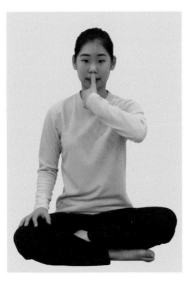

① 코와 입술 중간 부분을 3초간 지그시 눌러준다.

② 3회 반복한다.

| 효과 |

• 머리가 시원해지고 정신이 맑아진다.
• 실신, 안면마비 증상에 효과적이다.

## ● 승장혈 누르기

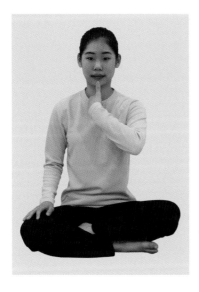

① 아랫입술과 턱 끝의 중간 부분을 지그시 3초간 눌러
   준다.
② 3회 반복한다.

| 효과 |

• 머리가 시원해지고 정신이 맑아진다.
• 집중력 향상에 도움이 된다.

# | PTSD · 분노조절장애 치유에 효과적인 명상요법 |

● 1단계 화병 다스리기요법(가슴 두드리기)

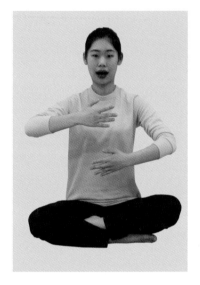

① 선 자세나 앉은 자세 중 편한 자세를 취한다.
② 양손으로 가슴 정중앙 주변을 가볍게 터치하듯 두드린다.

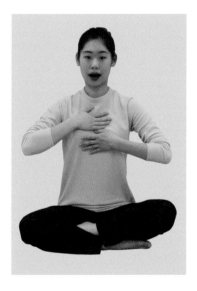

③ 가슴을 두드리면서 스트레스가 빠져나간다고 상상한다.
④ 5~15분간 실행한다.

| 효과 |

• 가슴속 답답함이 사라진다.
• 스트레스가 풀린다.

## ● 2단계 족삼리 두드리기요법

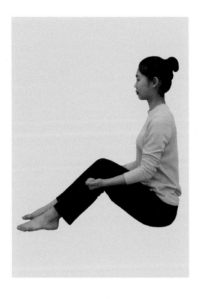

① 무릎을 세우고 주먹을 쥐어 가볍게 두드려준다.

② 음악을 들으면서 장단을 맞추면 재미와 효과가 증가된다.

③ 5~15분간 실행한다.

| 효과 |

• 고혈압 치유에 효과적이다.

• 소화기능이 향상된다.

• 호흡기 질환치유에 도움을 준다.

＊ 족삼리혈은 무릎 바깥쪽 6~10㎝ 아래쪽에 위치하고 있으며, 무병장수 혈 자리라고 널리 알려져 있다.

## ● 3단계 심신이완요법(누운 자세 양손 양발 들고 흔들어주기)

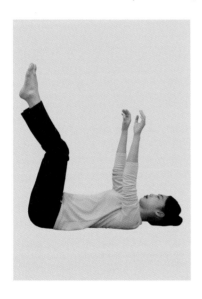

① 양손과 양발을 들어 올려 손목, 발목을 흔들어준다.

② 손발을 흔들어주면서 몸속 노폐물이 빠져나간다고 상상한다.

③ 20~30초 정도 흔들어준 후 바닥에 내리고, 30초 동안 편안히 쉰 다음, 반복한다.

계속 ➡

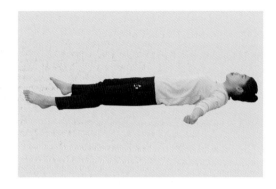

④ 5~15분 정도 반복한다.

⑤ 그대로 자리에 편안하게 누운 자세를 취하고 바라보기명상, 이완명상 중 선택하여 5~15분 명상을 실시한 후, 기지개를 켜고 마무리한다.

| 효과 |

• 손과 발끝을 자극하여 말초신경과 모세혈관이 활성화된다.

• 스트레스가 빠르게 풀리고, 피로회복과 몸과 마음의 이완에 효과적이다.

• 전신 혈액순환에 효과적이다.

### PTSD·분노조절장애 치유 명상요법 정리

• 기본요법을 마친 후 단계별 명상요법을 실행한다.

• 1단계 화병 다스리기요법(5~15분)

  실행할 때 소리내기와 웃음을 병행하면 스트레스와 답답함 해소에 빠른 효과를 얻을 수 있다.

• 2단계 족삼리 두드리기요법(5~15분)

  족삼리를 두드리면서 소리내기와 웃음을 병행하면 빠르게 안정효과를 얻을 수 있다.

• 3단계 심신이완요법(5~15분)

  실행할 때 소리내기와 웃음을 병행하면 스트레스와 쌓여있는 마음의 묵은 감정 등을 빠르게 해소할 수 있다.

## | PTSD · 분노조절장애에 효과적인 약손요법 |

● 가슴 두드리고 쓸어주기 ──────────────────────

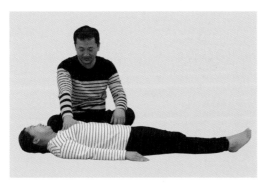 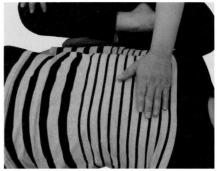

① 도움을 주는 사람은 도움을 받는 사람을 편안하게 눕히고 한손을 가슴 중앙에 올려놓는다.
  누워있는 사람이 스트레스가 해소되고 편안해지는 것을 1분간 상상한다.
② 손으로 가슴에서 명치 아래까지 천천히 10회 정도 쓸어내린다.
③ 손바닥 또는 손끝으로 누워있는 사람의 가슴을 2~10분 정도 가볍게 두드린다.
④ 다시 10회 정도 가슴에서 명치 아래까지 천천히 손바닥으로 쓸어내려 준다.

| 효과 |

• 가슴 정중앙에 전중혈을 가볍게 두드리고 쓸어주면 답답함이 점차 완화되어 심신의 편안함과 이완을 얻는다.

## ● 발끝에 자극 주고 흔들어주기

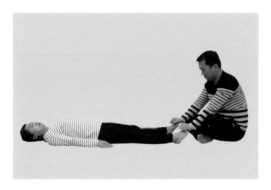

① 양손으로 양쪽 발끝을 잡고 앞으로 지 그시 10회 꺾어준 후 2~10분 가볍게 흔들어준다.

| 효과 |

• 발가락에는 대도, 삼모, 여태, 지음 등 주요 혈 자리가 위치하고 있으며, 발끝을 잡아 꺾고 가볍게 흔들어주는 것은 말초 신경기능의 활성화와 함께 심신을 편안하게 이완시켜주는 역할을 한다.

• 약손요법을 마치고 바로 이완명상 또는 바라보기명상을 하게 되면 높은 명상의 효과를 볼 수 있다.

* 외상 후 스트레스 장애를 겪는 사람은 불안함이나 신경과민 반응을 나타내는 경우가 있으므로 약손요법을 실행하면서 편안한 메시지, 희망적 대화 등을 나누는 것이 좋다.

# [ 분노(충동)조절장애 자가진단테스트 ]

1. 성격이 급해 쉽게 흥분하여 화를 낸다.

2. 남의 잘못은 그냥 넘기지 못한다.

3. 일이 안 풀리면 해결하기보다는 쉽게 폭발한다.

4. 화를 조절하지 못해 중요한 일을 망친 일이 있다.

5. 화가 나면 주변의 물건을 던진다.

6. 무시받고 억울하다는 생각이 자주 든다.

7. 잘한 일은 인정받아야 하고, 그렇지 못하면 화가 난다.

8. 내 잘못도 다른 사람 탓을 하게 된다.

9. 분이 풀리지 않아 운 적이 있다.

10. 화가 나면 폭언이나 폭력을 행사한다.

11. 분노감이 생기면 조절이 되지 않는다.

12. 게임할 때 의도대로 되지 않으면 화가 치민다.

> 1~3개 : 조절 가능
>
> 4~8개 : 조절이 조금 어려움.
>
> 9~12개 : 전문의, 심리상담이 필요함.

출처 : 삼성서울병원(www.samsunghospital.com)

## [ 7 ] 생활 인지행동치유법

인지행동치료의 방법은 매우 다양하다. 그중 심리학자이자 정신과 의사인 빅터 프랭클의 '의미요법(Logotherapy)'은 심인성 질환으로 고생하는 사람들에게 매우 의미 있는 인지치유법이라 할 수 있다. 의미요법의 치유기법은 역설의도(역설지향), 반성제거(사고 중단법), 태도수정요법이 있다. 예를 들면 역설의도요법은 앞으로 다가올 공포, 두려움, 불안한 상황에 대해 좌절하는 것이 아니라 불안한 상황과 기꺼이 담대하게 부딪히겠다고 자신만의 방식으로 선전포고를 하면서 불안과 공포를 이겨나가는 방식이라고 할 수 있다. 불면증으로 고생하는 사람이 잠들지 못하면 어떻게 할지를 걱정하는 게 아니라 '잠이 안 오면 날밤이나 새야지' 하면서 '오늘 잠 못 자도 죽지 않는다'고 여기거나 '복식호흡이나 하면서 밤새야지'라고 스스로 담대하게 마음을 갖는 것이다. 그러면 잠들지 못하는 것을 걱정할 때보다 훨씬 쉽게 잠들 수 있는 경우가 많고, 지금 이 순간에도 이 방식으로 불안과 공포를 물리치고 극복하는 사람들도 많이 있다.

그러나 불안증, 강박증 등으로 장기간 고생한 사람들 중에는 담대한 마음과 당당한 자신감으로 불안, 강박, 공포를 이겨나가려고 다짐해도 그렇게 못하는 사람이 많다. 이들은 불안하고 무서운 상황이 진짜 발생하면 어떻게 할지 내면에서부터 오는 불신을 바탕으로 고민하는 경향이 있다. 바로 이러한 증상이 무엇보다 먼저 해결되어야 할 과제이다.

뇌전문가들은 강박증상으로 고생하는 사람들에게 유머를 활용할 것을 권장한다. 분명히 유머는 우울증, 불안장애, 강박증을 자신과 분리하는 데 도움이 된다. 또한 유머를 통해 불안장애, 강박증을 자아와 분리하여 극복할 수 있다면 가장 바람직하고 좋은 방법이다. 링컨 대통령도 유머를 활용하여 우울증을 극복한 좋은 사례라고 볼 수 있다. 그런데 심인성 질환으로 장기간 고생하고 있는 사람들은 유머를 할 수 있는 마음의 여유가 없는 경우가 많다. 이럴 때는 생활 인지행동치유법 활용을 권장한다. 역설의도요법, 유머요법 등과 생활 인지행동치유법을 함께 활용하면 더할 나위 없이 좋은 방법이라고 할 수 있다. 다른 인지행동치유법을 적용해 효과를 보지 못한 경우에도 생활 인지행동치유법만이라도 실천한다면 좋은 효과를 얻을 수 있을 것이다.

## | 생활 인지행동치유법 |

### ● 1단계 증상 바라보기(3초 이내)

일상생활을 하면서 갑자기 분노 또는 자신이 두려워하는 불안한 상황에 노출되면 자신의 의도와는 다르게 분노, 불안, 두려움, 공포, 강박적인 생각, 강박적인 행동이 충동적으로 발생할 때가 있다. 이를 제어하기 어렵거나 숨이 제대로 쉬어지지 않고 식은땀만 흐르고 몸과 마음이 거칠어지는 등 개인의 여건에 따라서 차이가 있겠지만 부정적이고, 고통스런 순간이 온다. 그런 고통스런 생각이나 부정적인 행동을 하고 싶을 때 잠시 자기 자신을 객관적으로 바라보는 것이 1단계이다.

### ● 2단계 웃음명상(10초 이상)

그 다음으로 불안, 공포, 분노, 강박적인 생각, 충동적 행동 등을 하려는 자기 자신을 보며 마음껏 웃어주자. 공포감과 두려움에 식은땀 흘리는 자신의 모습을 바라보며 웃고 또 웃어주는 것이다. 소리 내어 크게 웃으면 더할 나위 없이 좋겠지만, 여건이 그렇지 못할 때는 작게 소리 내어 웃어주자. 그것도 여의치 않으면 마음속으로 웃기라도 해야 한다. 소리는 내지 못하더라도 입이라도 웃어주자.

이때 심리요법으로도 활용되는 눈운동을 하는 것이 좋다. 즉 눈을 감고 웃으면서 눈동자를 우측으로 동그라미 그리듯이 굴리고, 다시 좌측으로 동그라미 그리듯이 동그랗게 굴리는 것이다. 눈 운동을 하면서 웃으면 그 효과는 더욱 뛰어나다. 우선 눈동자 굴리기는 눈 건강과 시력을 개선해주고, 시신경이 뇌신경과도 연관되어 있기 때문에 자연적으로 뇌를 운동시키는 역할도 한다. 눈 운동을 하면서 웃고 나면 몸과 머리가 개운해지는 것을 느낄 수 있다. 실제로 내담자 중에는 전철 또는 버스 등 대중교통을 이용할 때 조용히 눈을 감고 마음속으로 웃으면서 눈 운동을 10분 정도 하고 나면 머리도 개운하고 몸도 가볍다고 하는 이들이 많다.

### ● 3단계 자신을 격려하고 칭찬하기

2단계를 마치고 자신을 바라보자. 힘들어하는 자신의 모습 또는 그 마음이 불쌍히 여겨지기도 하고 때로는 자신의 생각과 모습에 절로 눈물이 나올 수도 있다. 또 한편으로는 황당한 자신의 생각이나 모습에 웃음이 터져 나오기도 할 것이다. 바로 이때 자신을 격려해주고, 위로해주자. 그리고 칭찬해주자.

* 생활 인지행동치유법을 마친 후라도 다시 불안, 두려움, 강박 사고, 강박 행동 등이 충동적으로 나올 때가 있다. 그때마다 반복적으로 생활 인지행동치유법을 해줄 것을 권한다. 고통스럽고 부정적인 생각과 상황이 반복될 때마다 생활 인지행동치유법을 하면 결국 심인성 질환이 사라지게 된다. 인내와 끈기의 싸움이다. 단계별로 반복하면 어느 순간 자신도 모르게 서서히 치유되고, 내면의 상처는 자신의 성장과 도약을 위한 성숙한 교훈이 될 것이다. 부디 생활 인지행동치유법을 실천하여 성공적인 삶으로 변화하길 기원한다.

# 02
# 학습능력·집중력 향상 치유법

명상, 뇌 체조, 요가 등이 학생들의 집중력, 기억력, 뇌기능 향상에 효과적이라는 실험 결과는 국내외 연구기관에서 발표되곤 한다. 여기서 소개되는 학습능력·집중력 향상 치유법과 약손요법을 초, 중, 고교생에게 하루 20분, 주 2~3회 이상 실행하면 학습능력과 집중력이 향상될 뿐만 아니라 학생들의 인내력, 지구력 향상과 인성교육의 효과도 얻을 수 있다.

# [ 1 ] 학습능력·집중력 향상 기본요법

## ● 머리 두드리고 누르기

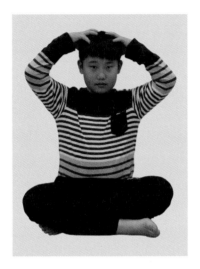

① 1~2분 동안 머리 전체를 손끝으로 가볍게 두드려준 후 다시 손끝으로 지그시 눌러준다.

## ● 인중혈 누르기

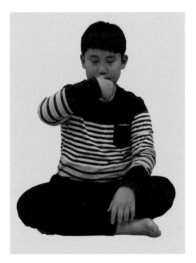

② 코와 입술 중간 부분을 3초간 지그시 눌러준다.

## ● 승장혈 누르기

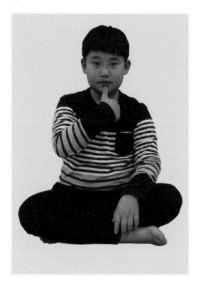

③ 아랫입술과 턱 끝의 중간 부분을 지그시 3초간 눌러
준다.
④ ②~③을 3회 반복한다.

## ● 눈 주변 두드리기

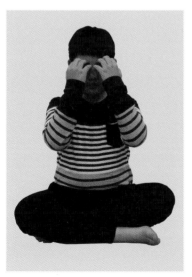

⑤ 눈 주변 위아래로는 정명, 승읍, 어요 등 주요 혈 자리
가 있으므로 정성스럽게 두드려준다.

## [ 2 ] 학습능력·집중력 향상에 효과적인 명상요법

● **기마자세명상** ────────────────

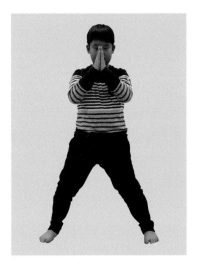

① 양손은 앞으로 모아 붙여준다. 눈은 감고 턱은 당겨
주며 혀는 입천장에 붙여준다. 무릎은 30~45° 굽혀
준다.
② 5·15분 정도 한다.

● **기마자세명상, 옆모습**

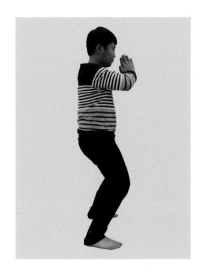

● 학자세명상

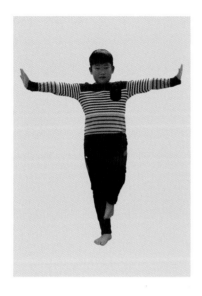

③ 양손은 옆으로 뻗어 손바닥을 세워준다.

④ 지탱하는 발은 무릎보호 차원에서 10° 정도 굽혀주고 반대편 발은 들어준다.

⑤ 오른발, 왼발 교대로 한다.

⑥ 5~15분 하며, 처음에는 눈을 뜨고 하되 숙달이 되면 눈을 감고 한다.

● 감정조절명상

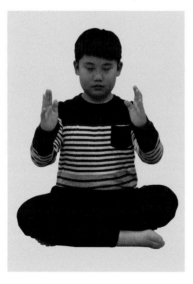

⑦ 감정조절명상을 5~15분 한다.

| 효과 |

• 인중 누르기, 승장혈 누르기는 집중력을 높이고 정신을 맑게 해준다.

• 학자세명상, 기마자세명상은 집중력을 높이고 뇌에 산소공급을 원활하게 하는 데 도움을 준다. 또한 학생들의 지구력, 집중력, 인내력 향상에 효과가 있다.

• 감정조절명상은 감정조절 효과와 집중력 향상 효과가 있으며, 뇌파 안정에도 도움을 준다.

＊ 명상요법은 기마자세 – 학자세 – 감정조절 순으로 한다.

# [ 3 ] 학습능력·집중력 향상에 효과적인 약손요법

● 머리 두드리기

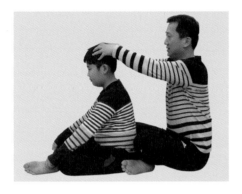

● 어깨 주무르기

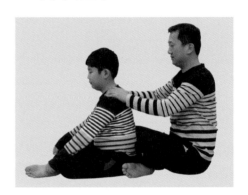

● 신장 두드리고 쓸어주기

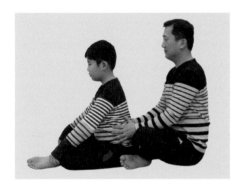

● 가슴 두드리고 쓸어주기

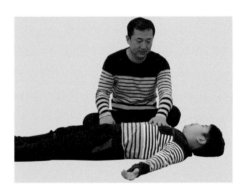

| 효과 |

- 부모가 자녀에게 해주는 약손요법은 단순한 지압이나 마사지 이상의 효과가 있다. 대화가 단절된 요즘 가정에서 대화와 교류의 시간으로 활용할 수 있다. 특히 초등학교 때부터 해주는 것이 효과가 좋다.
- 돈독한 가정의 정과 행복을 느끼고 정서가 안정된다.
- 약손요법을 하면서 자녀에게 용기가 되는 말, 격려가 되는 말을 해주면 자녀는 최고의 긍정의 힘을 얻게 된다. 따라서 저절로 인성교육의 장이 마련되는 효과를 얻는다.

\* 부모가 자녀에게 해주는 약손요법은 특별한 형식, 절차 없이 가볍게 두드리거나 쓸어주면 된다. 처음에는 어색해할 수도 있지만, 손만 가슴에 올려놓고 대화해도 자녀들이 점차 감동받고 변화할 것이다.

# 03
# 가족행복·부부행복 치유법

전문가들은 가족 간에 대화와 소통을 자주 하라고 권한다. 하지만 일반적으로 가족끼리 10분 정도만 대화하고 나면 더 이상 할 이야기가 없어 서로 어색해질 때가 많다. 연습이 안 되어 있는 상황에서 대화와 소통만 강조하면 오히려 어색함과 함께 '우리 집은 소통이 안 된다'는 좌절감이 온다. 이것이 대화와 소통 먼저 권장할 것이 아니라 소통하고 대화할 수 있는 준비가 선행되어야 하는 이유다.

다음에 소개할 약손요법이 그 준비가 된다. 약손요법을 부부가 함께하거나 부모와 자녀가 함께하면, 자연스럽게 친밀감과 신뢰도가 높아지며 어색함이 사라져서 자연스러운 대화가 이루어지는 것을 체험하게 될 것이다.

## ● 손등 쓸어주고 누르기

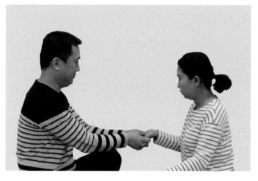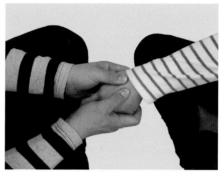

① 도움을 주는 사람은 받는 사람의 손등 또는 손바닥을 자신의 양쪽 엄지를 이용하여 가볍게 쓸어주고 지그시 눌러준다.

② 손등을 쓸어줄 때는 사랑의 마음을 담아서 양손의 엄지로 손등 전체를 골고루 부드럽게 1~3분 정도 쓸어준다.

③ 손등의 뼈와 뼈 사이에 움푹 들어간 부분을 골고루 눌러주고 문질러준 후, 손가락을 펴서 위쪽 부분도 골고루 문질러준다.

④ 손등 뼈 부분도 골고루 부드럽게 문질러준다.


## ● 손바닥 누르고 문질러주기

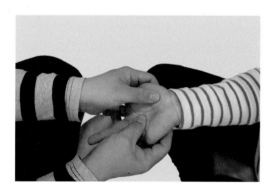

① 손등을 쓸어주고 눌러준 후 손바닥 전체를 양손 엄지 끝부분을 이용하여 가볍게 문지르고 지그시 눌러준다. 특히 중앙부위를 중심으로 누르고 문질러준다.

## ● 손가락 당겨주고 손끝 누르기

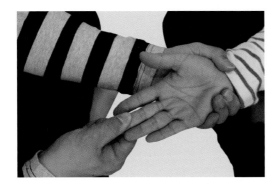

① 받는 사람의 손가락 끝을 정성들여 잡아당겨 준 후, 열 손가락 끝을 지그시 2~3회 이상씩
  눌러준다.

| 효과 |

• 뇌는 얼굴, 눈, 손과 연결되어 있어서 손을 자극하는 것은 뇌기능 활성화에 도움이 된다. 머리를 시원하게 하고 몸과 마음
  을 이완시켜 상대방에 대한 믿음과 신뢰감을 향상시킨다. 특히 부부간에 하면 부부애가 좋아지는데, 자녀에게 해주어도
  좋다.

• 손바닥, 손끝, 손등 자극은 수태음폐경락, 수양명대장경락을 비롯하여 말초신경을 자극해주므로 기혈순환을 활성화하고,
  자연치유력을 증가시킨다.

＊ 손에 있는 경락, 혈 자리를 외우려고 하지 말고 정성들여 주무르고 골고루 눌러주면 된다. 우리의 손등과 손바닥 전체가
  주요한 혈 자리와 깊은 관계가 있다.

# 셀프 마음치유를 통한 행복한 삶을 기원하며

현대사회에서는 전 세계적으로 그 어느 때보다도 건강에 대한 관심이 높아졌다. 의학의 눈부신 발전과 건강 관련 정보의 확산, 진료 네트워크의 발달, 영양 상태의 호전 등으로 일반 사람들의 기대수명도 늘어났다. 그래서인지 이제 사람들은 '삶의 질'에 대해 보다 큰 관심을 기울이고 있다.

삶의 질은 한마디로 '삶을 더욱 윤택하고 행복하게 살고자 하는 것'이라고 정의할 수 있겠다. 현대인들 가운데는 물질적으로는 비교적 풍족함을 누리고 있으나 마음이 항상 편치 못하고, 불만 내지 불안을 가지고 있거나 우울하게 지내는 사람들이 의외로 많다. 이는 신체적으로는 큰 탈이 없어도, 정신적 스트레스로 인한 각종 질환에 상당히 노출되어 있음을 의미한다.

물론 이런 문제를 해결하기 위한 단방의 처방이 있을 리 없다. 사람마다 처한 상황이 다르고, 정신 건강의 수준이나 스트레스에 대한 대처 양식 역시 각자 다를 수밖에

160

없기 때문이다. 그래서 어떤 전문가라 해도 정신 건강의 문제는 그리 간단히 해결될 수 없는 문제임을 인식하고 있다.

이 책은 임상에서 실제 약물치료나 상담치료와 더불어 보조적으로 추천하기도 했던 대략의 방책들을 담았다. 그렇다고 해서 너무 '전문적인' 내용은 아니다. 주위 사람들에게 하나의 '상식'으로 적극 시도해보라고 권유한 내용들이기도 하다. 그러면서 상담치료 후 자가 실천해보라고 권유한 방도들이기도 하다. 그간 실제로 체험한 내담자들의 반응은 대체로 호의적이었다. 그리고 이런 경험을 바탕으로 자신감을 갖고, 독자들께 소개해도 좋겠다는 생각이 들어 이 책을 펴게 된 것이다.

이미 알다시피 명상의 종류는 상당히 많다. 명상이란 어려운 말이 아니다. 집중할 수 있는 일이라면 뭐든 명상의 범주에 넣을 수 있기 때문이다. 대체로 명상은 몸을 많이 사용하는 명상과 몸을 적게 사용하는 명상, 이렇게 크게 두 가지로 분류하는데, 이 책에서는 어느 한 가지 명상만을 고집하지 않았다. 독자들이 편하게 시도하는 가운데 스스로 맞는 방법을 찾도록 유도했다. 이 책을 읽고 자신과 맞는 명상 방법을 찾았다면, 향후 더 진척시킬 수 있는 길을 스스로 찾아갔으면 하는 바람이다.

무수히 많은 명상법 가운데 일상에서 손쉽게 혼자 할 수 있는 것들만을 간추려 넣었다. 자주 익히면 심신에 활력을 불어넣어주고 심신의 균형을 유지할 수 있을 것이라 기대한다. 물론 대개의 내용은 이미 학술적으로 충분히 정리가 된 것들이다.

다만 약손요법이 독자들에겐 새로울 것이라 생각된다. 그런데 마음과 몸은 함께 돌아가고 있는 이치니, 양쪽을 균형 있게 다스릴 수 있다면 그 효과가 배가 될 수 있으리라 확신한다. 그런 의미에서 약손요법은 의미가 각별하다. 몸을 다스리고 근육의 이완을 푸는 과정에서 심신의 활력을 얻는다는 이치는 동양의 전통 수련법인 기공에서 익히 알려진 바 있다. 각종 요가는 말할 것도 없다. 그러나 전래의 이런 방법들은 어렵고 힘든 전문적 트레이닝을 거쳐야 한다. 하지만 여기 소개된 스트레칭에 가까운 간단한 약손요법만으로도 상당한 효과를 얻을 수 있을 것이다.

마지막으로 이 책이 각종 정신적 스트레스를 겪는 분들께 작은 도움이 되었으면 하는 바람이다. 이런 치유 방책들을 하나의 상식으로 알아두면 각자의 정신 건강 증진에도 큰 도움이 되리라 믿는다.

신승철, 임태우

## 참고 문헌

강정화 지음,《양애란 이야기》, 한문화, 1996.
권석만 지음,《이상심리학의 기초》, 학지사, 2014.
김국성 지음,《한국기공의 이론과 실제》, 단, 1999.
김유미 지음,《두뇌체조》, 푸른세상, 1999.
데이비드 호킨스 지음, 이종수 옮김,《의식혁명》, 한문화, 2000.
다니엘 G. 에이먼, 리사 C. 루스 지음, 윤혜정 옮김,《불안과 우울로부터의 힐링》, 소울메이트, 2014.
마틴 셀리그만 지음, 김인자·우문식 옮김,《마틴 셀리그만의 긍정심리학》, 물푸레, 2009.
빅터 프랭클 지음, 강윤영 옮김《빅터 프랭클의 심리의 발견》, 청아출판사, 2008.
빅터 프랭클 지음, 이시형 옮김,《죽음의 수용소에서》, 청아출판사, 2005.
빅터 프랭클, 프란츠 크로이처 지음, 김영철 옮김,《태초에 의미가 있었다》, 분도출판사, 1998.
빅 토르 E. 프랭클 지음, 심일섭 옮김,《프랭클 실존분석과 로고테라피》, 한글, 2002.
성유 지음,《성유스님 선체조》, 고요아침, 2013.
안민숙 지음,《스크린에서 만나는 이상심리》, 파란마음, 2012.
에모토 마사루 지음, 홍성민 옮김,《물은 답을 알고 있다》, 더난출판사, 2008.
여동구 지음,《타우 플로우 요가》, 레몬톡, 2014.
유홍종 지음,《타이 요가 마사지》, 양서각, 2010.
이동현 지음,《기와 사랑의 약손요법》, 정신세계사, 2000.
이승아 지음,《나디아의 현대요가백서》, 동양문고, 2006.
이승헌 지음,《뇌호흡》, 한문화, 2002.
이승헌 지음,《단학》, 한문화, 2011.
정종진 지음,《브레인짐》, 학지사, 2007.
최원섭 지음,《건강기공 30분》, 넥서스, 2005.
최정윤 외 지음,《이상심리학》, 학지사, 2015.
하루야마 시게오 지음, 반광식 옮김,《뇌내혁명》, 사람과책, 1996.
오쇼 라즈니쉬 지음. 길연 옮김,《숨이 배꼽 근처에서 멈춘다》, 관음출판사, 2009.
오쇼 지음, 윤상운 옮김.《오쇼의 명상여행》, 넥서스, 2005.
다케노우치 미쓰시 지음, 김하경 옮김,《혼자서 쉽게 하는 건강 마사지 지압요법》, 중앙생활사, 2012

메디 TV, 〈신의 처방, 웃음〉, 2006. 6. 14.
KBS 1TV, 〈KBS 스페셜〉, 마음 제5편 편안한 마음이 좋습니다, 2006. 2. 12.
KBS 1TV, 〈생로병사의 비밀〉, 346회 내 몸의 고요한 혁명 명상, 2011. 1. 22.
SBS, 신년특집 〈SBS 스페셜〉, 웃음에 관한 특별보고서 2부 웃다가 살아나다, 2006. 1. 15.
〈경향신문〉, 웃음이 보약, 자존감 높이는 웃음요법 한번 참여로도 효과, 2015. 8. 6.
〈불교신문〉, 청소년 집중력 향상 위한 명상, 2016. 10. 5.
〈서울신문〉, 암환자 통증 줄여주는 명상 모르핀보다 효과 더 뛰어나, 2016. 10. 1.
〈헬스조선〉, 억지웃음의 효과는 어디까지일까?, 2015. 4. 21.
〈LA 중앙일보〉, 요가 명상 치매 예방 효과, 2016. 5. 12.

# 중앙생활사 Joongang Life Publishing Co.
중앙경제평론사 | 중앙에듀북스 Joongang Economy Publishing Co./Joongang Edubooks Publishing Co.

**중앙생활사**는 건강한 생활, 행복한 삶을 일군다는 신념 아래 설립된 건강 · 실용서 전문 출판사로서
치열한 생존경쟁에 심신이 지친 현대인에게 건강과 생활의 지혜를 주는 책을 발간하고 있습니다.

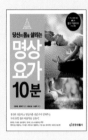

## 당신의 몸을 살리는 명상 요가 10분

초판 1쇄 인쇄 | 2017년 3월 15일
초판 1쇄 발행 | 2017년 3월 20일

지은이 | 신승철(Seungchul Shin) · 임태우(Taewoo Lim)
펴낸이 | 최점옥(Jeomog Choi)
펴낸곳 | 중앙생활사(Joongang Life Publishing Co.)

대　　표 | 김용주
책임편집 | 유라미
본문디자인 | 윤대한

출력 | 케이피알　종이 | 한솔PNS　인쇄 | 케이피알　제본 | 은정제책사

잘못된 책은 구입한 서점에서 교환해드립니다.
가격은 표지 뒷면에 있습니다.

ISBN 978-89-6141-198-1(03510)

등록 | 1999년 1월 16일 제2-2730호
주소 | ㉾ 04590 서울시 중구 다산로20길 5(신당4동 340-128) 중앙빌딩
전화 | (02)2253-4463(代)　팩스 | (02)2253-7988
홈페이지 | www.japub.co.kr　블로그 | http://blog.naver.com/japub
페이스북 | https://www.facebook.com/japub.co.kr　이메일 | japub@naver.com
♣ 중앙생활사는 중앙경제평론사 · 중앙에듀북스와 자매회사입니다.

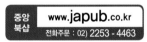

중앙
북샵　www.**japub**.co.kr
전화주문 : 02) 2253 - 4463

※ 이 도서의 국립중앙도서관 출판시도서목록(CIP)은 서지정보유통지원시스템 홈페이지(http://seoji.nl.go.kr)와
국가자료공동목록시스템(http://www.nl.go.kr/kolisnet)에서 이용하실 수 있습니다.(CIP제어번호:CIP2017004707)

중앙생활사에서는 여러분의 소중한 원고를 기다리고 있습니다. 원고 투고는 이메일을 이용해주세요. 최선을 다해
독자들에게 사랑받는 양서로 만들어 드리겠습니다. **이메일** | japub@naver.com